LL Lizermann

DER CANNABIS-ANBAU

DER EINFACHE WEG ZUM EIGENEN HOMEGROW

Alles über Botanik, Anbau, Vermehrung, Weiterverarbeitung und medizinische Anwendung sowie THC-Messverfahren

NACHTSCHATTEN VERLAG

IMPRESSUM

Nachtschatten Verlag AG
Kronengasse 11
CH-4502 Solothurn/Schweiz
Fax: +41 32 621 89 47
Homepage: www.nachtschattenverlag.ch / www.nachtschatten.ch
Email: info@nachtschatten.ch

Fachliche Beratung: Jochen Kolkmeyer, Berlin
Fotos: Lark-Lajon Lizermann, Erowid, Neudorff, Sensi Seeds, Serious Seeds
Grafik/Layout: typografie & gestaltung | reto wahlen, www.retowahlen.ch
Lektorat: Cornelia Schönfeld
Umschlagfoto: Lark-Lajon Lizermann, Berlin
Druck: CPI - Ebner & Spiegel, Ulm
Printed in Germany
ISBN 978-3-03788-134-7
4. komplett überarbeitete Neuauflage, 2010

FSC Mix
Produktgruppe aus vorbildlich bewirtschafteten Wäldern und anderen kontrollierten Herkünften
www.fsc.org Zert.-Nr. GFA-COC-001278
©1996 Forest Stewardship Council

Mein besonderer Dank und meine Liebe ist meiner ganzen Familie und Sandra gewidmet.
Meine Grüße gehen an meine karmischen Wegbegleiter Eve, Ina & Khoa, Peter Huth, Philipp, Schrammi, an meine beiden Guides aus tiefster Seele und an meinen Verleger Roger Liggenstorfer für die Ermöglichung dieses Buches und seine Unterstützung junger Autoren sowie in Gedenken an Ronald und Klaus. Bester Dank geht an Conny Schönfeld und Claude Steiner für die Mitarbeit an diesem Werk (1. Auflage).

INHALT

PROLOG

Liebe Leserinnen, liebe Leser!

Dieses praxisnahe Handbuch für den Anbau von Cannabis richtet sich sowohl an den Anfänger als auch an den erfahrenen Grower. In kompakter Form und reichhaltig illustriert vermittelt es alle wichtigen Grundlagen und Informationen, Erfahrungen und Experimente.

Warum ich dieses Buch geschrieben habe, ist einfach zu erklären: Ich möchte möglichst viele Hanffreunde – und all jene, die es noch werden wollen – mit leicht verständlichen Erklärungen, detaillierten Anleitungen und Checklisten an das Thema heranführen.

»Der Cannabis-Anbau« zeigt Schritt für Schritt sämtliche Phasen des Indoor-Anbaus sowie des Pflanzenwachstums und erläutert verschiedene Möglichkeiten der Weiterverarbeitung.

Leider leben wir in einer Zeit, in der Cannabis dem Betäubungsmittelgesetz unterliegt und eine Liberalisierung des Hanfverbots wider besseres Wissen konsequent verhindert wird. Weltweit fordern renommierte Wissenschaftler, Juristen, Ärzte und Politiker, Pädagogen, Eltern und Landwirte eine umfassende Reform der Cannabisgesetze. Jahrzehntelange Forschungen und unzählige wissenschaftliche Studien zeigen erste Wirkungen. Heute wird zumindest chronisch kranken Menschen das Naturheilmittel Hanf nicht mehr grundsätzlich vorenthalten. Deshalb berücksichtigt meine Arbeit insbesondere die Bedürfnisse von vielen kranken Menschen, die auf Cannabis als Medizin angewiesen sind und sich ihr Heilmittel selbst anbauen möchten. Darüber hinaus widmet sich ein Kapitel der Weiterverarbeitung und dem Konsum von Cannabisprodukten.

Sollten Sie sich für dieses Buch entscheiden, lesen Sie jeweils nur das Kapitel, das sie gerade brauchen, und folgen Sie einfach nur den Anweisungen.

Angesichts der Tatsache, dass dieses Buch Sie in den nächsten vier Monaten begleiten wird, wünsche ich Ihnen viel Spaß bei Ihrem ganz persönlichem »Cannabis-Anbau«.

Lark-Lajon Lizermann, August 2004

01 | EINLEITUNG

1.1 KURZE EINFÜHRUNG

Hanf (Cannabis Sativa L.) ist eine uralte Kulturpflanze, die den Menschen seit früher Zeit begleitet und vielfältige Verwendung findet. Die medizinische Wirksamkeit von Hanf ist seit Jahrtausenden ebenso bekannt wie die Reißfestigkeit und die Absorbierungsfähigkeit der Fasern. Die Schifffahrt nutzte Hanf zur Herstellung von Segeln und Tauen, die erste Bibel wurde auf Hanfpapier gedruckt und die erste Jeans aus Hanfstoff gewebt. In vielen ländlichen Gegenden erinnern sich die alten Bauern noch heute an ihr Knasterpfeifchen, das sie nach harter Arbeit genüsslich zum Feierabend rauchten. Heute unterliegt diese hanfhaltige Pfeifenmischung dem Betäubungsmittelgesetz und ist verboten.

Cannabis ist eine verhältnismäßig anspruchslose und sehr anpassungsfähige Pflanze. Je nach Bodenbedingungen und Klima passt sich die Pflanze den Gegebenheiten ihrer Umwelt an und entwickelt an vielen Orten dieser Welt unterschiedliche Phänotypen.

Nicht zuletzt aufgrund des weltweiten Hanfverbots haben sich vor einigen Jahrzehnten in den als liberal geltenden Niederlanden einige Hanffreunde auf die Züchtung von Cannabis spezialisiert und so genannte Samenbanken gegründet. Mittlerweile stehen unzählige Hanfsorten zur Auswahl, die besonders für den privaten Anbau bestimmt sind. Wichtig bei der Entscheidung für eine bestimmte Hanfsorte ist zunächst die Klärung der Anbaumethode. Soll der Anbau drinnen unter künstlichen Bedingungen (Indoor) oder draußen in freier Natur beziehungsweise im Gewächshaus (Outdoor) erfolgen?

Heute sind die weltweit über 1.000 Hanfsorten so differenziert entwickelt, dass sich Wirkspektrum, Ertragsmenge und Wachstumsverhalten nach Wunsch erzielen lassen. Selbst auf kleinster Fläche lässt sich Hanf kultivieren und ein beachtlicher Ertrag bei hoher Qualität erzeugen.

1.2 DIE VIELFÄLTIGEN WIRKUNGEN VON CANNABIS

»Gott bringt aus der Erde
Heilmittel hervor, der Einsichtige
verschmäht sie nicht.«
(Das Buch Jesus Sirach, Kapitel 38,4)

Die Cannabispflanze ist eine wirkungsvolle Medizin für verschiedenste Krankheiten. Die Blüten enthalten über 400 Inhaltsstoffe, deren genaue Wirkungen bis heute nicht vollständig wissenschaftlich erforscht sind. Im Laufe der Zeit entwickelte sich Cannabis als wirkungsvolles Heilmittel für verschiedene Anwendungsgebiete. Obwohl die medizinische Wirksamkeit von Cannabis wissenschaftlich belegt ist, wird die Erforschung der verantwortlichen Wirkstoffe und die Entwicklung neuer Arzneimittel stark eingeschränkt.

Auf den folgenden Seiten sind einige Beispiele zusammengefasst, die auf kompakte Weise zeigen, wie vielfältig und effektiv Cannabis als Medizin tatsächlich ist.

Die vorgestellten Beispiele dienen lediglich der Information. Regelmäßiger hochdosierter und unsachgemäßer Cannabiskonsum kann zur psychischen Gewöhnung führen. In diesen Fällen ist der Konsum gänzlich zu stoppen oder zumindest deutlich zu reduzieren. Außerdem sollten die eigentlichen Ursachen für den massiven Cannabisgebrauch untersucht und gegebenenfalls behandelt werden.

Eventuelle Therapien mit Cannabis sollten Sie stets nur nach Absprache mit einem Facharzt durchgeführen. In einigen Fällen ist auch eine Kostenübernahme durch die Krankenversicherung möglich – was allerdings meist recht langwierig und mit erheblichem Aufwand verbunden ist.

AIDS

Aids-Patienten leiden besonders stark an Übelkeit und Appetitlosigkeit. Dies hat Gewichtsverlust zur Folge und schwächt den Körper.

Immer wieder berichten Patienten, dass Cannabis ihren Appetit deutlich steigert und sie wieder richtigen Hunger verspüren.

SCHMERZMITTEL, CHEMOTHERAPIE UND ÜBELKEIT

Schon eine geringe Menge von nur 5 bis 20 Milligramm D-9 THC wirkt deutlich schmerzlindernd und kann zudem die Wirkung von Opiaten verstärken. Mit Cannabis benötigt der Schmerzpatient eine geringere Dosis Opiate und lassen sich die Nebenwirkungen vermindern.

Im Bereich der Chemotherapie erbrachten mehr als 40 Studien den Nachweis, dass bestimmte Cannabiswirkstoffe die Übelkeit und das damit verbundene Erbrechen deutlich reduzieren.

Somit hat Cannabis eine Breitbandwirkung, die schmerzlindernd wirkt, Übelkeit und Erbrechen mindert und gleichzeitig den Appetit anregt.

ASTHMA

Ähnlich wie die bekannten Asthmamedikamente »Salbutamol, Isoprenalin« wirkt Cannabis bronchienerweiternd. Speziell für diese Patientengruppe empfiehlt sich der orale Konsum von Cannabis in Form einer Tinktur (s. K. 8.8).

Während ich dieses Buch schrieb, habe ich von einem interessanten Fall erfahren: Ein jugendlicher Asthmatiker im Alter von etwa 16 Jahren berichtete, dass er beim Betreten der Scheune schlechter atmen könne und dann stets ein Asthmaspray anwenden müsse, um wieder Luft zu bekommen. Eines Tages hatte er in jener Scheune einige Freunde zu Besuch. Gemeinsam rauchten sie einen Joint. Auch der Jugendliche zog an dem Joint. Voller Begeisterung berichtete er, dass er danach für etwa zwei bis drei Stunden kein Asthmaspray brauchte. Er hätte sogar deutlich besser Luft bekommen, als wenn er das Spray benütze.

Zwar ist das Rauchen von Joints für Asthmatiker nicht empfehlenswert, jedoch zeigt dieses Beispiel sehr gut, welche medizinische Wirksamkeit Cannabis besitzt und gerade bei so genannten Volkskrankheiten wie Asthma alternative Behandlungsmöglichkeiten bietet.

DEPRESSIONEN UND GEISTESZUSTÄNDE

Cannabis zeigt häufig eine stimmungsaufhellende Wirkung. Unter ärztlicher Aufsicht könnten auch Patienten, die unter Depressionen und Angstzuständen leiden, mit Cannabis behandelt werden. So ließen sich die Einnahme von Antidepressiva verringern oder absetzen und somit auch die damit einhergehenden schädlichen Nebenwirkungen vermeiden.

Wie bei allen Medikamenten kann der unsachgemäße Konsum von Cannabis auch das Gegenteil bewirken, sodass sich bereits vorhandene Depressionen und Angstzustände verstärken. Latent vorhandene Geisteskrankheiten wie Schizophrenie können ebenfalls durch Cannabiskonsum ausgelöst werden. Cannabis verursacht also nicht die Geisteskrankheit, sondern kann eine bereits vorhandene, aber bisher nicht diagnostizierte Krankheit (vorzeitig) auslösen. In einem solchen Fall muss der Konsum sofort eingestellt werden.

TOURETTE-SYNDROM

Mehrere Studien beweisen, dass Cannabis das Krankheitsbild bei Patienten mit Tourette-Syndrom positiv beeinflussen kann. So berichten zahlreiche Patienten, dass sie mit Cannabis weniger Ticks haben oder diese sogar vollständig kontrollieren können. Dabei stellte sich eine Dosis von 5 bis 10 Milligramm als wirkungsvoll heraus. Dies entspricht einem kleinen Joint.

Bekannt ist besonders die Studie der Medizinischen Hochschule Hannover, die unter der Leitung von Dr. Kirsten Müller Vahl durchgeführt wurde. Diese Studie bestätigt die Ergebnisse vorheriger Untersuchungen zur Wirksamkeit von Cannabis beim Tourette-Syndrom.

LIBIDO

Der Cannabis-Wirkstoff THC steigert die Libido. Wissenschaftler vom Baylor College of Medicine in Houston untersuchten weibliche Ratten, denen die Eierstöcke entfernt worden waren und deren Libido sich durch diesen Eingriff reduzierte. Die Verabreichung von Östrogenen steigerte das sexuelle Interesse der Tiere wieder ein wenig. Nach der Gabe von THC stieg das sexuelle Interesse der Tiere jedoch besonders stark an. Die Dosis wurde weiter gesteigert, bis die Wirkung abnahm. Diese Studie belegt die Wirksamkeit von Cannabis als Aphrodisiakum. Viele Konsumenten berichten über einen stärkeren Sexualtrieb nach dem Genuss von Cannabis.

MULTIPLE SKLEROSE

Das Unternehmen »GW Pharmaceuticals« hat in Großbritannien die Zulassung zur Entwicklung von cannabishaltigen Medikamenten erhalten. Wissenschaftliche Studien mit MS-Patienten zeigten sehr gute Ergebnisse. Die Testpersonen litten deutlich weniger unter Schmerzen, spastischen Anfällen und Schlafstörungen.

Auch die »Bayer AG« arbeitet an der Entwicklung eines ähnlichen Medikaments auf Grundlage von Cannabis. Das Medikament soll unter dem Namen »Sativex« in Form eines Mundsprays auf den Markt kommen.

GLAUKOM

Als Glaukom wird eine Augenerkrankungen in Verbindung mit einem fehlerhaften Augeninnendruck bezeichnet. Dadurch steigt der Druck im Auge und presst Augenflüssigkeit heraus. In einigen Studien konnte die Wirksamkeit von THC als Ergänzungstherapie nachgewiesen werden.

→ BUCHTIPP

Die Bücher »Cannabis und Cannabinoide« von Franjo Grotenhermen und »Hanf als Heilmittel« von Christian Rätsch sind sehr empfehlenswert.

1.3 GESETZLICHES

In den meisten Ländern der Welt sind sämtliche Bestandteile der Pflanze sowohl in frischem wie in getrocknetem Zustand verboten. In einigen Ländern, unter anderem in Deutschland und in der Schweiz, unterliegen auch die Samen dem Betäubungsmittelgesetz. Die liberalste und erfolgreichste Drogenpolitik handhaben seit über 30 Jahren die Niederlande. In einigen Ländern, unter anderem in Kanada, einigen US-Bundesstaaten und in Großbritannien können Patienten eine Sonderregelungen für die medizinische Verwendung von Cannabis beantragen.

Wenn auch die Gesetzeslage, die Verfolgung und das mögliche Strafmaß von Land zu Land, von Bundesland zu Bundesland beziehungsweise von Kanton zu Kanton erhebliche Unterschiede aufweist, gibt es doch grundsätzliche Gemeinsamkeiten. Verfolgt werden im Allgemeinen der Anbau, der Besitz, die Weitergabe, der Handel sowie die Einfuhr und die Ausfuhr von Hanf. Gleiches gilt für die Unterstützung dieser Tätigkeiten. Je nach Schwere des Delikts werden Geldstrafen oder mehrjährige Gefängnisstrafen verhängt sowie die Beschlagnahmung von Besitz und Geldern angeordnet. Im Zusammenhang mit Handel, Ein- und Ausfuhr melden sich häufig auch das Finanzamt und der Zoll.

Der in diesem Buch beschriebene Anbau zum Eigenbedarf setzt voraus, dass dieser in Ihrem Bundesland / Kanton gesetzlich genehmigt oder toleriert wird. Beachten Sie unbedingt, wie viele Pflanzen vom lokalen Gesetzgeber als »geringe Menge zum Eigenbedarf« akzeptiert werden. Informieren Sie sich ausführlich über die gesetzliche Situation vor Ort.

Angesichts der gesetzlichen Lage sollte jeder Cannabisbefürworter in seinem Land für sein Recht eintreten und sich für die Liberalisierung von Cannabis einsetzen. Dies ist beispielsweise in Vereinen, auf Kundgebungen oder auf schriftlichem Wege möglich.

02 | ALLGEMEINE GRUNDLAGEN

2.1 VERLAUF DES WACHSTUMS

Für die Keimung benötigt ein Samen etwa 1 bis 10 Tage. Danach wächst ein Sprössling mit zwei dicken Keimblättern aus der Erde. Von der Triebspitze wächst dann das erste Blattpaar, das je nach Sorte einen sehr dezenten Geruch entwickeln kann. Jede weitere Woche wächst in der Regel ein weiteres Blattpaar. Mit zunehmendem Alter beschleunigt sich das Wachstum.

Im Alter von 4 bis 6 Wochen sollten die Pflanzen pikiert werden, damit sich das Wurzelsystem entfalten und die Pflanze mehr Nährstoffe aufnehmen kann.

In der 6. Woche zeigen sich bei den meisten Pflanzen deutliche Geschlechtsmerkmale (Primordia). Um eine Bestäubung der (weiblichen) Pflanzen zu vermeiden, sollten die männlichen Pflanzen entfernt werden.

Mit der 7./8. Wachstumswoche hat die Pflanze ihr Wachstum soweit vollendet, dass sie für die Blüte bereit ist. Durch die Einstellung der Beleuchtungsdauer auf 12 Stunden, stellt sich die Pflanze auf die Blüte ein. Um die Pflanze nicht zu irritieren, ist unbedingt darauf zu achten, dass die Pflanze in der 12-stündigen Dunkelphase absolut kein Licht erhält. Nach 6 bis 14 Tagen zeigen sich die ersten Blüteansätze. Die Blütenstände werden nun dichter und größer. Aus den einzelnen Blüten wachsen paarweise weiße Fäden (Narben). In den kommenden Wochen verdoppelt bis verdreifacht die Pflanze ihre Größe. 2 bis 3 Wochen später werden kleine, klebrige Harzdrüsen auf den Blüteständen und kleinen Blättern sichtbar. Dies sind die THC-haltigen Harzdrüsen. Mit zunehmendem Alter wachsen immer mehr Harzdrüsen auf den Blüten der Pflanze. Etwa im Alter von 5 Woche verfärben sich die ersten weißen Fäden und werden braun. Dieser Prozess dauert dann 2 bis 4 Wochen. Wenn etwa 75 Prozent der Fäden eine braun-orange Färbung aufweisen oder sich die klaren Harztropfen milchig bis trübe verfärben, ist die Pflanze erntereif.

2.2 DER ANBAU

Der Anbau der Hanfpflanze kann an verschiedenen Standorten und nach unterschiedlichen Methoden durchgeführt werden. Als erste Option bietet sich der Anbau im Outdoor-Bereich. Dabei wachsen die Pflanzen in der Natur. Das birgt jedoch auch große Probleme wie erhöhter Schädlingsbefall, Beschädigung oder Vernichtung der Pflanzen durch Tiere, schwierige pH-Regulierung der Erde, hohe Temperaturen im Sommer, Schimmelgefahr durch Regen und extreme Temperaturschwankungen. Wenn die Blütenstände dicht durchwachsen sind, kann sich nach einem Regenfall sehr schnell Schimmel entwickeln. Eine weitere Möglichkeit für den Outdoor-Anbau bietet das Gewächshaus, das die Pflanzen vor Unwetter und Temperaturschwankungen schützt und ihnen während der vegetativen Periode eine hohe Luftfeuchtigkeit gewährleistet. Problematisch, und somit nur für erfahrene Gärtner geeignet, ist diese Methode, wenn Feuchtigkeit und Temperatur im Gewächshaus reguliert werden müsssen. Es gibt speziell gezüchtete Cannabissorten, die sich wegen ihres Wuchsverhaltens, ihrer Blütedauer und ihrer Wetterfestigkeit besonders gut für den Outdoor-Bereich eignen.

Es gibt aber auch Cannabispflanzen, die ohne Sonne, richtigen Boden, Regen oder Wind wachsen. Das Schlüsselwort für diese Sorten heißt Indoor-Anbau.

Beim Indoor-Anbau werden die Pflanzen mit Hilfe einer Zeitschaltuhr unter Kunstlicht gezüchtet. Sie erhalten Wind durch einen Ventilator, Frischluft tritt über ein Fenster in die Innenräume und die Erde ist speziell für Hanf aufbereitet. Bei dieser Anbaumethode ersetzen Natriumdampflampen (NDL) die Sonne. Die Pflanzen wachsen in Töpfen, die mit 3,5 bis 25 Liter Hanferde gefüllt sind, und werden über das Gießwasser mit Nährstoffen versorgt. Ein Ventilator sorgt für Wind und damit für die erforderliche Luftzirkulation.

Die komplette Anbaudauer reduziert sich auf nur 4 Monate. Bereits nach etwa 4,5 Monaten können die harzhaltigen Blüten geerntet werden.

Was sich im ersten Moment kompliziert anhören mag, ist in Wirklichkeit einfacher als Sie glauben. Dieses Buch wird Sie in den folgenden Kapiteln einfach und schnell durch den Aufbau führen, sodass Sie binnen weniger Tage ein fertiges Zuchtsystem Ihr Eigen nennen können.

2.3 ZUBEHÖR UND AUSRÜSTUNG

Nachdem Sie nun einen Überblick haben, welche Vorteile der Anbau von Hanf in geschlossenen Räumen bietet, gehen wir zum nächsten Schritt. Das Zubehör für Cannabisanbau besteht aus mehreren Grundelementen, die absolut notwendig sind, sowie aus einer ganzen Reihe von Dingen, die Sie optional benutzen können.

Da Sie vermutlich noch nicht wissen, welche Art von Zuchtanlage Sie bauen wollen, sollten Sie zunächst Kapitel 2 bis 4 vollständig durchlesen. Ein Teil Ihrer ersten Einkäufe ist nämlich für den Aufbau Ihrer Zuchtanlage bestimmt. Beginnen wir nun mit den Grundelementen des Zubehörs.

BELEUCHTUNGSMITTEL

Hanf ist eine Pflanze, die ganz bestimmte Parameter benötigt, um zu wachsen und THC-reiche Harzdrüsen zu produzieren. Daher kommen nur zwei Typen von Leuchtmitteln in Frage, die auf alle unsere Bedürfnisse angepasst sind.

- ***Hochleistungs-Energiesparlampe (ESL)*** Für die ersten Wochen des Wachstums benötigen Sie eine Energiesparlampe (ESL), um die sensiblen Jungpflanzen klein zu halten und ohne extreme Hitze zu belichten. Eine ESL hat den Vorteil, dass wenig Hitz abgestrahlt wird und sich die Sämlinge durch die flächendeckende Ausleuchtung und das Mischspektrum nicht in die Länge ziehen (Geilwuchs).
- ***Natriumdampflampe (NDL)*** Mit Beginn der 3. Woche kommt die Natriumdampflampe (NDL) zum Einsatz und wird bis zur Ernte verwendet. Die NDL ist der wichtigste Faktor beim Indoor-Anbau. Leistung und Leuchtmittel der NDL beeinflussen entscheidend die Quantität und Qualität der Ernte. NDL sind der künstliche Ersatz für die Sonne.

Viele verschiedene Firmen haben sich auf die Herstellung von Armaturen und Leuchtmitteln spezialisiert. Niemand kann ernsthaft behaupten, dass eine Firma bessere Geräte oder Leuchtmittel baut als die andere. Exzellent bewährt hat sich im Hanfanbau jedoch die »Son-T Agro«.

Die unterschiedlichen Leuchtmittel unterscheiden sich im Lichtspektrum. Hanf benötigt in den Wachstums- und Blütephasen unterschiedliche Spektralanteile.

So braucht die vegetative Phase einen hohen Blauanteil im Licht, um das Wachstum zu fördern. Die Blütephase benötigt einen erhöhten Rotanteil mit gleichzeitig reduziertem Blauanteil. Deshalb stehen Leuchtmittel und Armaturen von jedem Hersteller zur Auswahl. In diesem Buch wird mit einer Philipps SGR 200 Armatur sowie mit den Leuchtmitteln »Son-T Agro« und »Son-T Plus« gearbeitet.

Ein weiterer Faktor für die Wahl des Leuchtmittels ist die Leistung. Wollen Sie nur ein bis zwei Pflanzen anbauen, sind 250 Watt völlig ausreichend. Die Empfehlung geht jedoch klar in Richtung 400 Watt, weil Sie damit nicht nur ihren Anbau flexibler vergrößern können, sondern erfahrungsgemäß auch eine bessere Qualität ernten.

EINKAUFSZETTEL LICHT

ESL: Kaufen Sie in einem Growshop die Fassungen für die benötigte ESL. Idealerweise sollten Sie eine Lampe mit 250W sowie einem Mischspektrum wählen.

NDL: Grundsätzlich können Sie die Armaturen aller auf dem Markt befindlichen Hersteller benutzen. Dennoch sollten Sie sich im Growshop über dievorhandenen Modelle beraten lassen. Möchten Sie der Empfehlung dieses Buches folgen, so kaufen Sie ein Phillips Leuchtmittel.

Es gibt aber auch sehr günstige und armaturlose Geräte, die sich für den Anbau in einem Schrank eignen.

Standardmäßig reichen für eine Anbaufläche von 1 Quadratmeter 400W, die ESL können Sie während der Blüte dazuschalten, um mehr Lichtleistung zu erreichen

→ TIPP

Kaufen Sie immer ein komplettes Set und achten Sie darauf, dass der Reflektor kein Billigmodell ist. Mit einem guten Reflektor lässt sich wesentlich mehr Lichtausbeute erreichen. Die Reflektoren haben verschiedene Formen und reflektieren somit das Licht unterschiedlich. Eine gleichmäßige Ausleuchtung ist wichtig, damit keine »Hot Spots« entstehen. Bewährte Formen sind Hydrofoam Grow Wing, Horizontal Reflektoren sowie sämtliche Markenarmaturen.

Philipps und Industria-Geräte verwenden standardmäßig einen Überlagerungszünder. Damit haben Sie die Möglichkeit statt einem konventionellem Leuchtmittel ein Metal-Halogen-Leuchtmittel (MH-Leuchtmittel) einzubauen. MH-Leuchtmittel verfügen über ein für die vegetative Phase wichtiges Blauspektrum. Deshalb lassen sich damit noch bessere vegetative Ergebnisse erzielen, besonders in der Stecklingszucht und bei Mutterpflanzen.

ERDE

Sie erhalten in jedem guten Growshop spezielle Hanfzuchterde. Im Unterschied zu gewöhnlicher Erde enthält diese Perlite, Kalk und andere Ingredienzien. Außerdem ist sie leicht vorgedüngt, behandelt und frei von Bodenkrankheiten.

EINKAUFSZETTEL ERDE

Kaufen Sie etwa 50–75 Liter Hanfzuchterde (leicht vorgedüngt).
Damit werden Sie besonders bei Ihrem ersten Anbau keine Schwierigkeiten haben.

TÖPFE

Sie benötigen zwei Topfgrößen. Mittelgroße Töpfe für die Wachstumsphase und die ersten Wochen sowie große Töpfe für das Ende der Wachstumsphase und die Blüte. Die optimale Topfgröße bestimmt sich nach der Anzahl der Pflanzen und dem gewünschten Ertrag. Für das Wachstum benötigten Sie mindestens ein Volumen von 3,5 Liter. Für das Umtopfen können sie ein Topfvolumen von 5 bis 25 Liter wählen. Standard sind 11 Liter-Töpfe, weil diese das Optimum für den Wurzelraum, Pflanzengröße und Erntemenge bieten. Größere Töpfe ermöglichen den Pflanzen ein stärkeres Wachstum und mehr Ertrag. Sie benötigen jedoch mehr Platz, da die Pflanzen sehr hoch und breit werden können.

Das Material, aus welchem die Töpfe gemacht sind, spielt keine besondere Rolle. Ton ist gewöhnlich besser, aber teuerer. Wichtig ist, dass die Töpfe mehrere Drainagelöcher haben, damit überflüssiges Wasser in den Untertopf entweichen kann.

EINKAUFSZETTEL TÖPFE

Pro Pflanze je einen mittelgroßen Topf mit 3,5 Liter Volumen. Vergessen Sie bei der Verwendung von Samen nicht, dass etwa 50 Prozent der Pflanzen männlich werden und nicht für den Cannabisanbau geeignet sind. Um dennoch eine ausreichende Erntemenge zu erhalten, benötigen Sie also mehr Jungpflanzen und somit mehr Töpfe.

Kaufen Sie eine entsprechende Anzahl großer Töpfe. Als Leitlinie gilt ein Topfvolumen von 11 bis 15 Liter.

Vergessen Sie nicht die passenden Untersetzer.

ELEKTRONIK UND SONSTIGES

Sie benötigen einige Stromverteilerstecker, damit alle Geräte angeschlossen werden können. Verteilerstecker mit etwa fünf Buchsen sind ausreichend.

Zudem benötigen Sie eine Zeitschaltuhr. Für wenig Geld gibt es sehr gute digitale Zeitschaltuhren, die nur einmal eingestellt werden müssen und dann automatisch die Lichtzyklen regulieren. Achten Sie darauf, dass Ihre Zeitschaltuhr eine Sicherung hat und eine maximallast von 16A unterstüzt.

Wasserdichte Teichfolie ist ebenfalls notwendig, um einen Belag für den Boden zu haben. Verwenden Sie Schwarzweiß-Folie aus PVC, die Sie mit der weißen Seite nach oben auslegen. Verfahren Sie genauso mit den Fenstern und Türen, um sie lichtundurchlässig zu machen. Für eine bessere Lichtrefflektion können Sie auch die Wände mit der Folie verkleiden. Die genaue Verwendung der Folie wird in Kapitel 3 erklärt.

Zusätzlich benötigten Sie eine 10 Milliliter-Spritze aus der Apotheke und einen Wasserbehälter mit etwa 10 Liter Volumen. Diese Dinge werden später gebraucht, um die genaue Menge des Düngers zu dosieren. Im Eimer wird eine Nährstofflösung gemischt.

Mit einem Hygrometer wird die Temperatur und die relative Luftfeuchtigkeit gemessen. Die Erde ist ein lebendes Medium. Wenn Sie Nährstoffe hinzufügen und Bakterien diese zersetzen, schwankt der pH-Wert der Erde. Hanf benötigt einen pH-Wert von zirka 6,8. Damit Sie den pH-Wert der Erde und des Gießwassers bestimmen können, benötigen Sie einen pH-Tester, den es in jedem Gartencenter, Growshop oder in der Apotheke gibt.

EINKAUFSZETTEL ELEKTRONIK UND SONSTIGES

- 1 Stromverteilerstecker mit etwa fünf Buchsen
- 1 (digitale) Zeitschaltuhr mit integrierter Sicherung
- 1 Pipette oder Spritze (10 Milliliter)
- 1 Gießkanne mit zirka 10 Liter Volumen
- 1 einfachen Thermo-Hygrometer
- pH-Messstäbchen oder pH-Test-Flüssigkeit
- Teichfolie für den Boden
- Schwarzweiß-Folie für die Wände, Fenster und Türen

LUFTREINIGER UND LÜFTER

Es gibt zwei Möglichkeiten den Geruch zu filtern: HEPA/Aktivkohleschichtfilter als Standgerät oder Aktivkohlefilter als Aufsatz zu einem Lüfter. Reine Aktivkohlefilter, die mit einem Lüfter arbeiten, sind am effizientesten.

Möchten Sie einen Zuchtraum betreiben, der über Abluftmöglichkeiten wie Fenster, Belüftungsschächte und ähnliches verfügt, reicht ein einfaches HEPA/Aktivkohle-Modell. Dieses wird im Raum aufgestellt und reinigt die Luft rund um die Uhr. Erhältlich sind diese Geräte in Growshops oder beim Elektrofachhandel in der Klimaabteilung.

Möchten Sie einen Zuchtschrank betreiben, haben Sie keine Wahl. Sie müssen einen Lüfter installieren, um für geruchsneutrale Luft zu sorgen. Aktivkohlefilter sind die beste Lösung. Der Filter wird direkt an den Lüfter geschraubt.

In Kapitel 3 wird genau beschrieben, welche Belüftungsart sich für welche Anlagen am besten eignet.

Verbreiten die Pflanzen nur einen schwach Geruch, stehen zur einfachen Abhilfe zwei verschiedene Hilfsmittel zur Verfügung. In vielen Growshops werden so genannte »VaporTeks« angeboten. Diese geben einen Duft ab und übertünchen den Geruch der Pflanzen. Das zweite sehr gut funktionierende Hilfsmittel ist ein Duftgel wie »Airwick Crystal Air«.

Diese Duftspender können auch in den Austrittsschlauch des Lüfters gelegt werden, um die Luft mit dem jeweiligen Duft zu vermischen.

HANFDÜNGER

Es gibt eine sehr große Auswahl von Düngern, die das Wachstum Ihrer Pflanzen unglaublich verbessern. Sie können Ihre Pflanzen zwar ohne Dünger züchten, aber das Ergebnis wird sehr minderwertig sein. Pflanzen benötigen Nahrung wie jeder andere Organismus. Die folgende Liste mit empfohlenen Düngerarten soll Ihnen die Auswahl erleichtern.

Wurzelstimulans verbessert das Wachstum der Wurzeln in den ersten Wochen nach der Keimung erheblich und führt somit zu einer kräftigeren Pflanze mit einem gut ausgebildeten Wurzelsystem.
Empfehlungen: Atami B'cuzz Wurzelstimulans, Bio Bizz Root Juice, BioNova Roots, Hesi Wurzelkomplex, Canna Rhizotonic.

Wuchsdünger beliefert die Pflanze während der Wachstumsperiode mit allen wichtigen Nährstoffen.
Empfehlungen: Atami B'cuzz A+B, Canna Terra Vega, Bio Bizz BIO Grow, Hesi, BioNova.

Blütestimulans verbessert das Wachstum der Blüten, den Geschmack und die Ernte. Dieser Dünger wird dem Gießwasser etwa 5 Tage vor Beginn der Lichtumstellung beigemischt und signalisiert der Pflanze den Blütebeginn. Er sollte etwa 1 Wochen vor der Ernte abgesetzt werden.
Empfehlungen: Atami B'cuzz Blütestimulans, Bio Bizz Top Max, BioNova, Canna.

Blütedünger versorgt die Pflanze in der wichtigsten Phase ihrer Entwicklung mit allen benötigten Nährstoffen. Ein niedriger Stickstoffgehalt und erhöhte Phosphor- und Kalium-Konzentrationen sorgen für optimale Blütenentwicklung.
Empfehlungen: Atami B'cuzz A+B (etwas komplizierte Düngung, weil Zusatzdüngung mit P-K erforderlich), Canna Terra Flores, Bio Bizz BIO Bloom, BioNova.

Algendünger sollten während der gesamten Zeit einmal wöchentlich verwendet werden. Ein Algendünger enthält alle lebensnotwendigen Mikronährstoffe

und sorgt damit präventiv Mangelerscheinungen entgegen. Eine optimale Versorgung ist Grundlage für gesunde Pflanzen und schnelles Wachstum.
Empfehlungen: Plagron Alga Wuchs, Plagron Alga Blüte, BioBizz Alg-A-Mic.
Als Zusätze gibt es Booster, die das Potenzial bestimmter Sorten und Arten hervorheben und die Absorptionsfähigkeit von Nährstoffen verbessern.
Empfehlung: Atami B'cuzz Booster.

Mineraldünger (chemische Dünger) gibt es meist mit einzelnen Nährstoffen, zum Beispiel Stickstoff (N), Phosphor-Kalium (PK 13/14), Magnesium (Mg) und andere Nährstoffe. Diese Dünger sollten nur mit Hilfe eines EC-Messgerätes und nur von erfahrenen Gärtnern verwendet werden, da eine Überdosierung schnell möglich ist und die Pflanzen stark geschädigt werden können.
Empfehlungen: Bio Nova BN N 27 Prozent (Mehrfach-Mineraldünger) für das Wachstum, Canna PK 13/14 (Phosphor-Kalium-Dünger) für die Blüte.
Daneben gibt es weitere Mineraldünger, die eine Kombination unterschiedlicher Nährstoffe enthalten. Diese sind sehr günstig und empfehlenswert, um im Fall eines Mangels einen schnell wirkenden Breitbanddünger zu haben.

EINKAUFSZETTEL DÜNGER

Wurzelstimulans, um das Wachstum der Wurzeln zu verbessern. Mit einem großen Wurzelsystem kann die Pflanze mehr Nährstoffe und Wasser aufnehmen und ist weniger anfällig gegenüber Krankheiten. Zusätzlich wird das Wachstum erheblich verbessert.
Kombination aus Wuchs und Blütedünger, um die Pflanze während ihrer gesamten Lebensdauer ausreichend mit Nährstoffen zu versorgen.
Blütestimulans, um den Pflanzen den Wechsel zur Blüte zu erleichtern und den Geschmack sowie den Ertrag zu verbessern.
Algendünger, um die Pflanzen mit Mikronährstoffen zu versorgen.

KEIMUNG UND SONSTIGES

Nun benötigen Sie nur noch einige Kleinigkeiten. Für die Keimung ist die Verwendung von so genannten »Jiffies« (Torfquelltöpfe) empfehlenswert. Sobald sie mit warmem Wasser begossen werden, saugen sie sich voll. In jeden aufgequollenen Torftopf legen Sie vorsichtig ein keimendes Samenkorn hinein. Die Sämlinge keimen und wachsen allmählich aus diesem Torfquelltopf heraus. Die Wurzeln durchstoßen dabei das feine Netz des Töpfchens. Den kompletten Wurzelballen können Sie dann problemlos mitsamt dem Torftopf in einen größeren Topf einpflanzen.

Für die Keimung eignet sich ein Minigewächshaus. Sie können aber auch eine Gemüseschale aus Plastik verwenden und diese mit einer durchsichtigen Folie abdecken.

In der Schlussphase des Anbaus benötigen Sie zwei verschiedene Scheren. Eine dicke Gartenschere zum Durchtrennen der Äste und Stiele sowie eine feine Ernteschere zum Entfernen kleiner Blätter.

Für den nötigen Wind muss ein Ventilator sorgen. Ein einfaches Modell mit 35 Watt reicht völlig aus.

EINKAUFSZETTEL KEIMUNG UND SONSTIGES

- 1 Packung Torfquelltöpfe oder Anzuchttöpfe mit Sämlingserde
- 1 Gartenschere für Äste und Stiele bis 3 Zentimeter Durchmesser
- 1 feine Ernteschere für kleine Blätter.
- 1 Ventilator mit Schwenkkopf und etwa 35 Watt Leistung

2.4 CANNABISSORTEN

Die meisten Sorten für den Indoor-Anbau stammen aus den Niederlanden. Dort entstand in den letzten Jahrzehnten eine kleine Branche, die sich auf das Züchten von Cannabissorten spezialisiert hat. Über die Jahre entwickelten diese Firmen eine große Vielfalt von stabilen Sorten, deren Genetik für spätere Generationen verwendet wurde und wird. Sie haben zudem Samen aus der ganzen Welt importiert, um die Genetik der neuen Generationen zu hybridisieren (kreuzen). Heutzutage haben wir einen reichhaltigen Gen-Pool mit Variationen aus aller Welt. Durch die langjährige Hybridisierung von unterschiedlichen Arten und der selektiven Zucht, entstanden vollkommen neue Hybridsorten, die sich in Wuchsverhalten, Wirkung und Ertrag stark unterscheiden.

Jährlich werden Meisterschaften veranstaltet, wo die neuesten Züchtungen von einer Jury beurteilt werden. Am bekanntesten ist der »Cannabis Cup« in den Niederlanden.

Der Trend verlangt ganz klar nach Sorten, die schnell wachsen, robust sind und gute Erträge liefern. Auch der THC-Wert steigerte sich mit den Jahren immer weiter. Lagen die THC-Werte beim Indoor-Anbau anfangs noch unter 8 Prozent, gibt es heute Sorten, die einen THC-Gehalt von 24 Prozent aufweisen. Im Gegensatz zu Kritikern ist dies nicht gefährlich, man raucht einfach weniger.

Doch nicht nur die Genetik wird ständig optimiert, sondern auch das Zubehör, das den Züchtern heute zur Verfügung steht und diese Ernteerträge ermöglicht. Bei der Auswahl der richtigen Samen muss zwischen den drei Unterarten Cannabis Indica, Cannabis Sativa und Cannabis Ruderalis entschieden werden.

Cannabis Ruderalis ist aufgrund des veränderten Photorhythmus für die Heimzucht uninteressant. Außerdem ist die C. Ruderalis in seiner Rauschwirkung sehr schwach und bildet kaum Blüten. Sie wächst in kalten Gebiet auf steinigem Grund.

Bei der ***Cannabis Indica*** handelt es sich um den bekannten »indischen Rauschhanf«. C. Indica ist vom Phänotyp (Erscheinungsbild) klein und buschig. Ihre Blattform ist sehr breit. Sie wächst am schnellsten und hat eine Blütedauer von nur 7 bis 8 Wochen. Diese Art eignet sich sehr gut für die Heimzucht, weil sie die höchsten Erträge bringt, die stärkste Wirkung hat und sich daher auch für medizinische Zwecke eignet. Die Wirkung einer reinerbigen Indica ist allerdings sehr betäubend und versetzt den Raucher in einen angenehmen Entspannungszustand. Diese Art hat bei den meisten Sorten eine süßliche Note und einen intensiven ätherischen Duft. Der Rauch hat meistens einen würzigen Geschmack. Aus Indica-Arten hergestelltes Haschisch ist farblich sehr dunkel.

Als dritte Art gibt es die ***Cannabis Sativa,*** die wegen ihrer aufheiternden und energetisierenden Wirkung zwar sehr beliebt ist, aber bei Züchtern weniger häufig angebaut wird. Grund dafür ist der relativ schwierige Anbau. Eine reine Sativa kann sehr schnell in die Höhe wachsen und über 2 Meter groß werden. Sie verlangt vom Züchter die Beherrschung aufwendiger Techniken wie das Herunterbinden, bringt verhältnismäßig wenig Ertrag und ist in ihrer Wirkung meist weniger stark wie eine Indica. Diese Art eignet sich nur für Züchter mit Erfahrung, Zeit und Geduld.

C. Sativa benötigt aufgrund ihres rasanten Wachstums eine stärkere Düngung als andere Sorten. In der Blütephase neigen die Pflanzen bei Lichtstörungen in der Dunkelzeit schnell zu Hermaphrodie. Eine weitere Schwierigkeit ist die Blütedauer, denn bis eine reinerbige Sativa das reproduktive Entwicklungsstadium (Blüte) erreicht, dauert es selten weniger als 3 Wochen. Darauf folgen oft 9 bis 12 Wochen eigentlicher Blütebildung. Der Geruch der Blüten ist intensiv und süßlich mit einem fruchtig bis zitronigem Aroma.

Aufgrund des hohen Aufwandes ist Sativa-Haschisch selten auf dem Markt erhältlich. Eine bekannte Art ist »Maroc«. Stattdessen werden Züchtungen mit niedrigem THC-Gehalt zur industriellen Fasergewinnung genutzt.

Die modernen Züchtungen bieten mittlerweile Hybrid-Sorten, die Anteile von Indica und Sativa vereinen. Das genaue Verhältnis der beiden Anteile und die spezifische Zucht macht eine Cannabissorte aus. Dabei sind Wirkung, Anbau und Phänotyp jeder Sorte unterschiedlich.

→ INTERNET TIPP

Berichte und Beschreibungen verschiedener Sorten:
http://www.overgrow.com/strainguide
http://www.strainbase.de

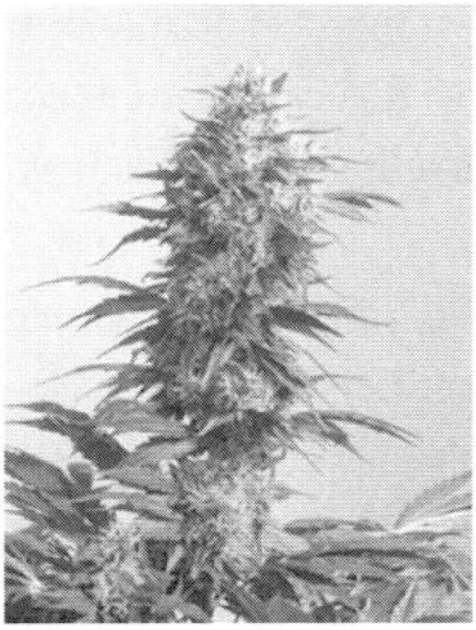

Mother's Finest® von Sensi Seeds

Mit einer kurzen Blütezeit von nur 50 bis 70 Tagen ist dieser neue Sativa/Indica-Hybrid ein echter Ertragsbringer. Etwa 120 Gramm sind möglich. Die Wirkung ist sehr Sativa ähnlich und stark.

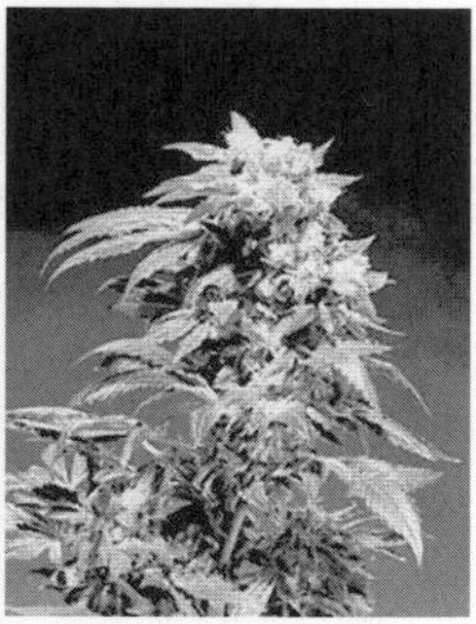

Northern Lights® von Sensi Seeds
Indica, die klein und kompakt wächst. Sie wurde speziell für Kunstlicht entwickelt. Die Pflanzen produzieren einen hohen Ertrag von bis zu 125 Gramm. Die Wirkung ist wie bei den meisten Indicas sehr entspannend. Die Pflanze produziert sehr viele Harzdrüsen. Ihre Wirkung ist insgesamt stark.

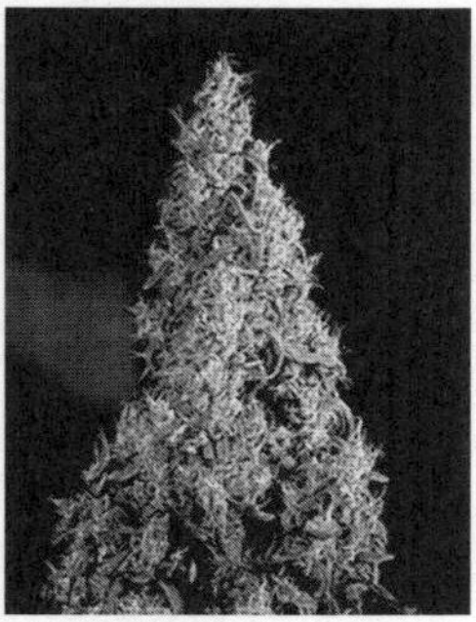

Jack Flash® von Sensi Seeds
»Mostly Sativa«, die sehr groß werden kann. Sie ist eine Kreuzung zwischen der berühmtesten Sorte »Jack Herer« und »Super Skunk«. Sie wirkt belebend und klar auf Geist und Körper. Ihr Geruch ist fruchtig, zitronig und frisch. Die Ernte kann 125 Gramm pro Pflanze erreichen. Ihr Wachstum ist recht schnell, sie entspricht einer klassischen Sativa. Die Wirkung ist mittelstark bis stark.

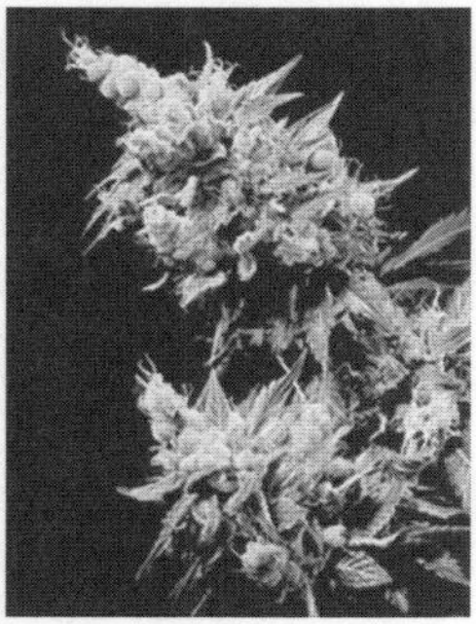

Hash Plant® von Sensi Seeds
Kommt ursprünglich aus dem Nord-Westen der USA. Die Pflanze wurde nach ihrem Haschisch-ähnlichem Geschmack und nach ihrem besonders hohen Harzgehalt benannt. Viele Jahre wurde diese Pflanze für die Hybridisierung neuer Sorten verwendet.
Diese Sorte ist ein Hybrid aus 75 Prozent Hash Plant und 25 Prozent Northern Lights #1. Sie blüht sehr schnell zu Ende. Sie hat ein tiefes und starkes Stone.

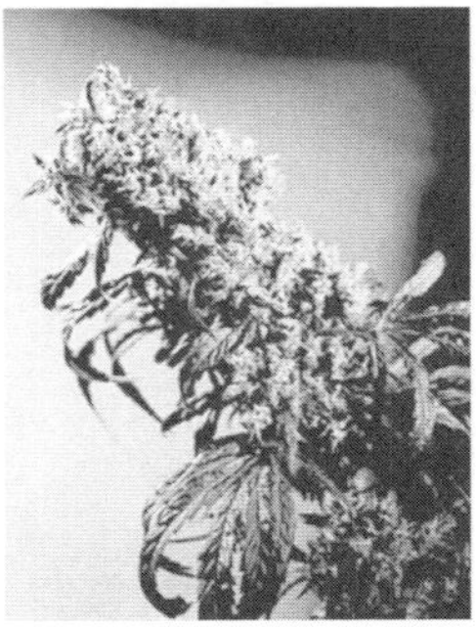

Northern Lights #5 X Haze®
von Sensi Seeds
Diese Sorte ist nach Angaben des Herstellers die Spitze der Cannabiszucht. Es handelt sich um eine Mixtur zwischen Indica und Sativa. Der Sativaanteil überwiegt in der Wirkung. Sie bildet sehr große Knospen.
Die Wirkung ist sehr stark.

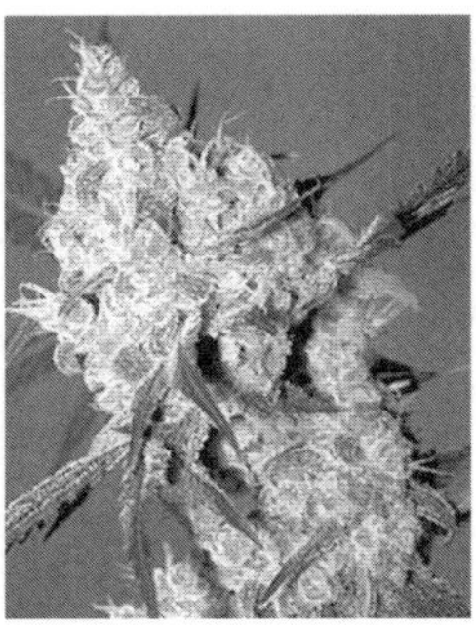

White Russian® von Serious Seeds
Diese Sorte wird in diesem Buch beim Anbau verwendet. Mit ihrem THC-Gehalt von 22 Prozent zählt sie zu den potentesten Sorten. W. R. ist eine Kreuzung der berühmten »White Widow« und »AK47«. Der gut proportionierte Sativa- und Indica-Anteil gibt ihr die starke und lang anhaltende Wirkung, die schnell einsetzt.

03 | TECHNISCHE VORAUSSETZUNGEN FÜR DEN ANBAU

3.1 OPTIMALER STANDORT

Die richtige Wahl des Standortes ist ein wichtiger Faktor für einen erfolgreichen Anbau. Der Ort, wo der Schrank oder der Zuchtraum aufgebaut wird, muss gut überlegt sein, da sonst unabsehbare Probleme auftreten können. Hervorragend zum Anbau geeignet sind unter anderem Küchen, Keller mit konstanter Temperatur, kleine Nebenräume, Dachböden und ähnliches.

ANFORDERUNGEN FÜR DEN ZUCHTRAUM

Freunde, Bekannte und Besuch: Sicher vor spontanem Besuch, damit nicht jeder sofort über ihr Hobby Bescheid weiß (abschließbarer Raum). Energieversorger: Vergessen Sie nicht, dass jedes Jahr der Stromzähler, die Heizung und der Wasserzähler abgelesen werden. Bauen Sie Ihren Zuchtraum nicht in unmittelbarer Nähe der Zähler auf.

Dunkelphase: Ein Ort, an dem nachts kein Licht brennt.

Temperaturen: Vermeiden Sie extreme Temperaturen, zum Beispiel neben einer Heizungsanlage, sofern sich diese nicht abschalten lassen, oder unbeheizte Keller, wo die Temperatur in der Nacht unter 18 Grad Celsius sinkt.

Luftaustausch: Die Luft sollte im Raum nicht stehen, sonst entwickelt sich schnell Schimmel. Achten Sie darauf, dass der Raum problemlos be- und entlüftet werden kann.

Raumhöhe: Die Deckenhöhe sollte mindestens 2,50 Meter betragen.

Strom: Achten Sie auf eine ausreichende (16 Ampere) und durch eine Sicherung ausgestattete Stromleitung.

Schallschutz: Lüfter können Geräusche verursachen. Stellen Sie sicher, dass der Raum ausreichend dicke Wände hat. Dünne Gipswände sind ungeeignet.

Wasser: In der Nähe sollte es einen Wasseranschluss geben.

Sicherheit: Vermeiden Sie die Nähe elektrischer Schaltkästen.

3.2 ZUCHTRAUM ODER ZUCHTSCHRANK?

Nun stellt sich die Frage, welche Form der Zuchtanlage am besten geeignet ist. Zwei Möglichkeiten stehen zur Auswahl: Zuchtraum oder Zuchtschrank.

Zuchtraum. Bei dieser Variante wird ein Zimmer in einen Zuchtraum umgebaut. Das mag sich im ersten Augenblick aufwendig anhören, ist aber wesentlich kostengünstiger und schneller zu bauen als ein Schrank.

Nachdem Sie einen geeigneten Raum ausgewählt haben, wird das Sonnenlicht isoliert und der Boden mit wasserfestem Material abgedeckt, werden die Befestigungen für die Leuchtmittel angebracht, die Beleuchtung installiert, der Ventilator aufgestellt und die benötigten Verteilerstecker ausgelegt.

Um eine ähnlich starke Lichtreflektion wie bei einem Schrank zu erreichen, können Sie reflektierende Folien kreisförmig oder eckig um die Pflanzen und die Beleuchtung spannen. Die Temperatur steigt bei mäßiger Belüftung selten über 28 Grad Celsius. Die Feuchtigkeit lässt sich leicht regulieren und es bestehen keine besonderen Gefahren. Vorteilhaft ist außerdem, dass die Pflanzen beliebig hoch wachsen dürfen, weil die Decke meist ausreichend hoch ist.

Ein Zuchtraum ist sehr preisgünstig, weil Sie keine teuere Entlüftung (sofern Fenstern vorhanden) benötigen. Außerdem lässt er sich flexibel erweitern und erfordert sein Aufbau nur wenige Arbeitstunden.

Schrank. Wenn Sie keinen gebrauchsfertigen Schrank kaufen wollen, können Sie einen ausrangierten Schrank umbauen. Installieren Sie im Schrankinnern Licht, Belüftung und andere Gerätschaften. Verkleiden Sie die Wände mit weißer Folie, um das gesamte Licht im Schrank zu reflektieren.

Diese Anlage hat viele Vorteile. So ist auf den ersten Blick nicht zu erkennen, was sich im Schrank befindet. Außerdem benötigt ein Schrank sehr wenig Platz und lässt sich die Luft sehr gut vom Geruch filtern. Es geht kein Licht verloren, da es innerhalb des Schrankes reflektiert wird. Auch der Schallpegel lässt sich gut kontrollieren. Ein häufiges Problem ist, dass sich eine konstante Temperatur von 24 bis 26 Grad Celsius in der Regel nur mit technischen Hilfsmittel halten lässt. Aus diesem Grunde benötigten Sie einen Rohrlüfter, der heiße Luft absaugt und kühle Luft in den Schrank einlässt.

Fällt diese Lüftung aus oder ist erst gar keine installiert, herrschen im Schrank innerhalb kürzester Zeit Temperaturen von über 40 Grad Celsius, was bei den Pflanzen Verbrennungen verursacht.

Ein Schrank ist zweifellos sehr praktisch, birgt aber einige Probleme und ist wesentlich teurer als ein Zuchtraum. Für welche Variante Sie sich entscheiden, ist Ihnen überlassen. Auf den folgenden Seiten wird Ihnen der Aufbau beider Varianten gezeigt. Der in diesem Buch demonstrierte Anbau findet in ein Zuchtraum statt, weil dieser flexibler ist.

HINWEIS

Anbauräume sind dauerwarme und feuchte Anlagen. Viele Insekten, insbesondere Ungeziefer, fühlen sich in diesem Klima wohl. Zwar kommt es sehr selten vor, dass sich Ungeziefer durch den Anbau in der Wohnung ansiedelt. Beim ganzjährigen Anbau können sich in den Anbauräumen jedoch vereinzelt Insekten niederlassen. Es kann passieren, dass sich im Sommer vereinzelt Fluginsekten vom Anbau angezogen fühlen oder Ohrwürmer in den Anbauraum kriechen. Damit der Schrank oder Raum frei von Ungeziefer bleibt, sollte er vor beziehungsweise nach jedem Anbau gründlich gereinigt und mit einem Insektizid eingesprüht werden. Dies gilt besonders für den Boden. Zwei gute Mittel sind »Blattnex Ungeziefer Spray Spezial« von »Bayer« und das weniger giftige »Ungeziefer Spray« von »Celaflor«. Das Spray darf nur angewendet werden, wenn sich keine Pflanzen oder Töpfe in der Anbauanlage befinden. Oftmals fühlen sich Fruchtfliegen von dem süßen Duft der weiblichen Pflanzen angezogen. Daher kann es ratsam sein, die Wände mit einem Fliegenspray einzusprühen. Gewöhnliche gelbe Leimtafeln erfüllen aber denselben Zweck.

3.2.1 ZUCHTRAUM SELBST GEBAUT

Der Aufbau eines Zuchtraumes ist innerhalb weniger Stunden und ohne viel Aufwand zu bewerkstelligen. Es müssen nur einzelne Komponenten montiert, die Kabel verlegt und der Bodenbelag ausgelegt werden. Diese Anbaumöglichkeit ist nicht nur flexibler, sondern eignet sich zudem für den kleinen Geldbeutel.

EINKAUFSLISTE

- Schwarzweiße Folie im Maßstab der Fenster
- Schwarzweiße für den Boden Folie (2 x 2 Meter)
- 4 Stahlketten à 2 Meter Länge (Befestigung an der Decke)
- 4 S-Haken (Befestigung an Decke)
- 4 Haken mit Gewinde (Befestigung an Decke)
- 1 Ventilator (35 bis 45 Watt)
- 1 Zeitschaltuhr
- 5 Steckerverteiler
- breites Klebeband
- 1 Zollstock
- Bohrmaschine und Zubehör

→ **TIPP:** Als Alternative zur Befestigungsmethode an der Zimmerdecke können auch Wandhaken benutzt werden.

FENSTER

Verdunkeln Sie die Fenster mit der lichtundurchlässigen Folie. Die schwarze Seite muss nach außen gerichtet sein. Befestigen Sie die Folie mit einem Klebeband am Fensterrahmen.

BODEN

Legen Sie die gesamte Anbaufläche mit Teichfolie aus. Die Ränder der Folie sollten an den angrenzenden Wänden etwa 10 bis 15 Zentimeter aufgerichtet sein, damit auslaufendes Wasser nicht sofort in den Raum fließt. Über die Teichfolie wird die Schwarzweiß-Folie mit der weißen Seite nach oben gelegt, um auffallendes Licht zu reflektieren.

ZEITSCHALTUHR

Konfigurieren Sie die Zeitschaltuhr so, dass sie 18 Stunden täglich eingeschaltet ist.

STROMVERTEILERSTECKER

Verbinden Sie den Verteilerstecker mit der Zeitschaltuhr. Beachten Sie unbedingt, dass die Stecker nicht in unmittelbarer Nähe vom Wasser liegen.

LAMPENBEFESTIGUNG

Bohren Sie je nach Größe und Gewicht der Lampe 2 bis 4 Löcher in die Zimmerdecke und bringen Sie die großen Haken an. Die Abstände der Haken müssen exakt denen Ihres Leuchtmittels zur Befestigung entsprechen. Hängen Sie nun die Stahlketten an die Haken und befestigen mit Hilfe der S-Haken die Lampe den Enden der Ketten. Achten Sie genauestens darauf, dass die Lampe nicht diagonal hängt. Folgen Sie ferner der genauen Montageanleitung des Herstellers.

Eine weitere Möglichkeit zum Befestigen der Lampe bieten Wandhaken (Regalhalter). Bei dieser Variante hängt die Lampe nicht, sondern liegt auf den Wandhaken. Diese Methode ist besonders gut für Altbauhäuser geeignet, wo die Decken ein Gewicht von 10 bis 20 Kilo nicht halten können.

BELÜFTUNG

Die Belüftung kann problemlos durch ein Fenster erfolgen. Planen Sie jedoch mehr als 2 Pflanzen anzubauen, ist es ratsam, eine Luftreinigung zu installieren. Ist der Raum durch ein Fenster gut belüftet und zirkuliert die Luft problemlos, erspart Ihnen dies die Installation eines Rohrlüfters mit Aktivkohleaufsatz. Als Standgerät können Sie einen HEPA/Aktivkohlefilter verwenden, der die Luft rund um die Uhr und relativ leise von lästigen Gerüchen reinigt. Bewährte Geräte sind unter anderem das Modell »17000E« von »Honeywell«. Es lässt sich mit mehreren – sogar mit selbst gebastelten – Aktivkohlefiltern ausstatten. Ist der Raum allerdings nicht viel größer als die Anbaufläche und verfügt über kein einziges Fenster, ist ein saugstarker Lüfter absolute Pflicht. Aufgabe des Lüfters ist es, den Raum mit Frischluft zu versorgen und ein extremes Ansteigen der Temperaturen zu verhindern. Zur Entfernung von Gerüchen empfiehlt sich ein Aktivkohleaufsatz.

Die benötigte Leistung des Lüfters berechnen Sie nach folgender Faustformel:
Wattzahl der Beleuchtung x 1,6 = Leistung des Lüfters pro Quadratmeter

Selbstverständlich müssen die Öffnungen für die Luftzufuhr im Zuchtraum groß genug sein, damit auch Luft eingesaugt werden kann. Die Größe dieser Öffnungen sollte etwa doppelt so groß sein, wie die anzuschließenden

Luftrohre des Lüfters. Verwenden Sie beispielsweise einen Lüfter mit 125 Millimeter dicken Luftschläuchen, sollten die Öffnungen einen Durchmesser von 250 Millimeter haben.

Zum Absaugen der heißen Luft sollten Sie den Ansaugschlauch entweder über eine »Cool Tube« direkt mit der Beleuchtung verbinden oder die Öffnung des Luftschlauches an der Armatur befestigen (kostengünstiger). Ein Klebeband zur Befestigung reicht aus – klebt jedoch nicht an heißen Stellen.

VENTILATOR

Ist die Luftzirkulation zu schwach, herrscht bald so genannte »stehende« Luft. Für eine optimale Luftbewegung sorgt in geschlossenen Räumen ein Ventilator. Er simuliert sowohl im Raum als auch bei den Pflanzen Wind.

REFLEKTION

Die Wände im Zuchtraum sollten entweder weiß gestrichen oder mit einer reflektierenden Folie abgedeckt sein. Auf diese Weise verteilt sich das Licht gleichmäßig im Zuchtraum und wachsen auch die Pflanzen gleichmäßig.

Hängen Sie die Folie so auf, dass sie den gesamten Zuchtbereich umspannt. Nehmen Sie dafür ein Seil zu Hilfe, das Sie durch den Raum spannen. Befindet sich der Zuchtraum in einem Eckbereich, wird die Folie etwa im 90 Grad Winkel um den Zuchtbereich aufgehängt.

Die Folie sollte etwa 30 Zentimeter über dem Boden hängen. So ist auch die Ventilation in Bodennähe gesichert und kann vom Boden her kühle Luft in den Zuchtraum eindringen.

Der Abstand zur Decke sollten mindestens 40 Zentimeter betragen, damit sich die heiße Luft nicht im oberen Bereich des Raumes anstaut.

3.2.2 ZUCHTSCHRANK

Während noch vor einigen Jahren der Bau eines Zuchtschrankes zahlreiche und teure Materialien erforderte, gibt es heutzutage eine Reihe schallreduzierter, lichtundurchlässiger und sehr leicht montierbarer Growschränke käuflich zu erwerben. Diese Schränke sind aufgebaut aus flexiblen Kunststoffwänden, welche von einem stabilen Gerüst gehalten werden. Die Montagezeit beträgt nur noch etwa eine Stunde. Durch die große Zahl verschiedener Modelle ist für jeden Aufstellungsraum und für eine beliebige Anzahl von Pflanzen das passende Modell dabei. An entsprechende Öffnungen wie zum Beispiel für die Zuluft, Lüfter, Kabeldurchführungen wurde selbstverständlich sorgfältig gedacht. Wie bei allen Dingen gibt es Preisunterschiede zwischen den einzelnen Ausführungen. Hierbei ist es ratsam auf das Gewicht zu achten. Schwerere Modelle sind im Regelfall auch stabiler vom Aufbau und habe bessere Stabilität beim Aufhängen der Beleuchtung.

→ TIPP:
Um die Schallbelastung zu reduzieren, sollten Sie so genannte »Sono-DEC« Luftschläuche verwenden.

3.2.3 GROW-BOX

Eine Grow-Box ist nichts anderes als ein großer, mit weißer Folie ausgekleideter Umzugskarton, in dem Pflanzen großgezogen werden. Der eigentliche Bau solch einer Box dauert weniger als 10 Minuten.

Die Funktion ist allerdings sehr interessant, weil Sie mit einer Grow-Box kostengünstig zwei Anbauten gleichzeitig durchführen können. Während im Zuchtraum oder Schrank die Blüte stattfindet, können Sie die nächsten Pflanzen heranziehen und diese zeitleich mit der Ernte der großgezogenen Pflanzen zum Blühen bringen. Vorteil dieser Methode ist, dass etwa alle zwei Monate eine Ernte eingefahren werden kann, was 5 bis 6 Ernten im Jahr sind. So erhalten Sie bei einem »durchschnittlichen« Anbau mit 200 Gramm Marihuana pro Ernte etwa 1,2 Kilo Marihuana im Jahr.

Die Grow-Box benötigt lediglich einen kleinen Ventilator für die permanente Zufuhr frischer Luft. Zur Beleuchtung eignet sich erneut die Hochleistungs-energiesparlampe.

Der Abstand der Leuchtstoffröhre zu den Pflanzen sollte rund 30 Zentimeter betragen.

Der Lichtzyklus sollte für Wachstumszwecke wie immer 18 Stunden Beleuchtung gefolgt von 6 Stunden Dunkelphase sein.

Dieser Rhythmus kann problemlos mit einer digitalen Zeitschaltuhr gesteuert werden.

Vor der Blüte können Sie die Pflanzen dann unter der NDL 1 bis 2 Wochen weiterkultivieren, um ihnen ausreichende Zeit zur Gewöhnung an die neue Lichtintensität zu geben. Während dieser Anpassungszeit kann der Zyklus auf 16 Stunden Licht und 8 Stunden Dunkelheit eingestellt werden. So leiten Sie zugleich den »Herbst« ein und führen anschließen ganz normal die Blütezeit durch.

→ TIPP:
Die Grow-Box darf sich auf keinen Fall im selben Raum befinden wie der Anbauraum, weil der Lichtzyklus der Grow-Box den Blüterhythmus der Pflanzen im Anbauraum stören könnte. Bei einem lichtundurchlässigen Anbauschrank ist dies wiederum problemlos möglich.

04 | DIE CANNABISPFLANZE – GRUNDLAGEN

4.1 ERDE

Der Anbau von Hanfpflanzen ist sehr einfach. Die Erde ist ein lebendes, sich selbst organisierendes Medium. Mikroorganismen zersetzen organische Verbindungen und produzieren daraus Nährstoffe für Pflanzen. Gesunde Erde bedeutet meist auch gesunde Pflanzen, die weniger anfällig für Krankheiten sind. Wirksamen Schutz vor schädlichen Pilzen bietet der Schimmelpilz Trichoderma harzianum, der dem Gießwasser beigemischt wird. Erhältlich ist dieser Pilz in Gartencentern und Growshops.

Die Erde muss eine lockere Struktur aufweisen, damit Luft ins Bodenreich kommt. Bei Sauerstoffmangel im Boden faulen die Wurzeln, Mikroorganismen zersetzen den organischen Dünger in Säure. Dadurch sinkt der pH-Wert der Erde und die Pflanze kann lebensnotwendige Nährstoffe nicht mehr aufnehmen. Um dies zu vermeiden empfiehlt sich die Verwendung einer Erde mit Strukturverbesserern wie Perlite, grobkörnigem Vermiculit oder Kokossubstrat.

Am besten kaufen Sie fertige Hanfzuchterde, da diese – wie der Name schon sagt – speziell für den Anbau von Hanf geeignet ist. Sie können die Erde aber auch selbst mischen.

REZEPT ZUM ANMISCHEN VON HANFERDE

Zutaten für 12–15 Liter Hanferde

- 60 % Erde ohne Zusatz von Nährstoffen (pH-Wert ca. 6.8)
- 25 % Perlite oder grobkörniges Vermiculit zur Auflockerung und Drainage
- 15 % Wurmmist
- 1/2 Tasse staubfeines Dolomitkalk

Wichtig ist es, dass Sie den Dolomitkalk gut mit der Erde vermischen. Der Kalk stabilisiert den pH-Wert der Erde und versorgt die Pflanze mit Kalzium und Magnesium. Daher ist Kalk sehr empfehlenswert.

Sollten später Probleme mit dem pH-Wert auftreten, kann die Erde nochmals mit Dolomitkalk gelöst im Gießwasser angereichert werden. Es dauert jedoch einige Zeit bis sich der Kalk gleichmäßig in der Erde verteilt, weil der Erdboden durch die Wurzeln der Hanfpflanze verwachsen ist.

4.2 LICHT

Das Licht ist der wichtigste Faktor bei der Hanfzucht. Hanf benötigt in der Wachstums- und Blütephase sehr viel Licht. Fehlt dies, wachsen die Pflanzen langsam, bilden kleine Blütenstände und sind für die Herstellung von Cannabis ungeeignet. Doch Licht ist nicht gleich Licht. Es besteht aus den drei Grundfarben Rot, Grün und Blau. Diese »Farben« sind nichts anderes als Wellenlängen mit einem bestimmten Wellenbereich, was als Lichtspektrum bezeichnet wird. Dieses vermischte Licht, das wir als »Warmton« oder »Kaltton« kennen, wird in Kelvin gemessen. Jede Lichtzusammensetzung hat ihre eigene Kelvintemperatur.

Pflanzen benötigen in der Wachstumszeit, also in der vegetativen Phase, einen hohen Blauanteil. Der blaue Wellenbereich fördert das Pflanzenwachstum, hält die Abstände der Nodien gering und verhindert das so genannte »Spargeln« der Pflanzen. Sobald die Pflanzen ausgewachsen sind und die Blüte eingeleitet wird, benötigt die Pflanze einen hohen Anteil Rotspektrum bei gleichzeitiger Reduzierung des Blauanteils. Um dies zu erreichen, werden fälschlicherweise oftmals Infrarot- und UV-Lampen eingesetzt. Deshalb sollten Sie unbedingt wissen, dass Infrarot- und UV-Lampen für die Pflanzen absolut ungeeignet sind.

Die Pflanze konsumiert Nährstoffe, Sauerstoff (O_2), Kohlenstoffdioxid (CO_2) und Wasser. Aus diesen Stoffen fixiert sie mittels Photosynthese Energie. Für die Durchführung komplexer Stoffwechselprozesse, beispielsweise für die Produktion des THC-haltigen Harzes, benötigt die Pflanze sehr viel

Energie (Licht). Je nach Wachstumsphase ermöglichen die unterschiedlichen Farbanteile des Lichtes verschiedene Stoffwechselprozesse.

Hanf ist eine so genannte photosensible Pflanze, das bedeutet, dass sie ihr Wachstum an der Licht- und Dunkelzeit orientiert. Wird die Pflanze beispielsweise 18 Stunden am Tag beleuchtet und hat 6 Stunden Nachtruhe, bedeutet das für die Pflanze Wachstum. Ändert sich die Lichtdauer und erhält sie nur 12 Stunden Licht und 12 Stunden Dunkelheit, interpretiert ihr Biorhythmus dies als Beginn der Blütezeit. Das ist die Methode, mit der Hanfzüchter ihre Pflanzen in die verschiedenen Wachstumszustände versetzen.

Es gibt unterschiedliche Leuchtmittel am Markt. Über die Spezifikationen der einzelnen Modelle informiert Sie der Fachhandel. Der in diesem Buch beschriebene Anbau verwendet in den ersten 14 Tagen Leuchtstoffröhren. Danach wird für den gesamten Rest der Wachstumsphase eine »Son-T Agro« eingesetzt. Beim Einleiten der Blüte kommt bis zur Ernte eine »Son-T Plus« mit ihrem hohem Rotanteil zum Einsatz.

Hanf benötigt eine bestimmte Helligkeit, um zu wachsen und Blüten zu bilden. Die Helligkeit des Lichtes ist messbar. Dieser gemessene Wert heißt Lumen und gibt Auskunft über die Gesamtemission des Leuchtmittels. Eine durchschnittliche 400 Watt-NDL bringt etwa 55.000 Lumen, von denen die Pflanze etwa 44.000 Lumen nutzen kann (Wellenbereich von 400 bis 700 Nanometer). Das bedeutet, dass eine 400 Watt-NDL-Birne 44.000 Lux* auf 1 Quadratmeter bringt.

**Lux ist der Wert der Helligkeit per Quadratmeter. Lumen / Fläche = Lux.*

	Abstand Lampe zur Pflanze	Benötigte Lumen
Jungpflanzen	90 bis 100 Zentimeter	10.000
Wuchsphase	60 bis 80 Zentimeter	25.000+
Blütephase	40 bis 50 Zentimeter	44.000+

Abstand zwischen Pflanzenspitzen und Lampe sowie die benötigten Lumen, um optimale Lichtversorgung zu gewährleisten bei einer Leistung von 400 Watt pro Quadratmeter.

4.3 TEMPERATUR

Die Temperatur ist beim Anbau ein wichtiger Schlüssel für die Quantität und Qualität der Ernte. Die Hanfpflanze produziert nicht nur das berauschende und für medizinische Zwecke wirksame THC, sondern mehr als 400 weitere Substanzen. Unter anderem liefert Hanf eine Vielzahl ätherischer Öle, die bei einer verhältnismäßig niedrigen Temperatur von nur 25 Grad Celsius verdampfen. Dabei wird das THC in CBN umgewandelt. CBN macht schläfrig – wohl bekannteste Nebenwirkung des Cannabiskonsums und zugleich auch ein Anzeichen für minderwertiges Material. Um diesen Effekt zu vermeiden, sollte der Temperaturbereich während der gesamten Anbauzeit konstant bleiben.

Phase	Dauer	Temperatur in Celsius
Keimung	4 bis 5 Tage	21 bis 22 Grad
Anzucht	7 Tage	22 bis 24 Grad
Wachstum	Bis zur Blüte	22 bis 27 Grad
Blüte	Bis zur Ernte	23 bis 26 Grad

Diese Angaben sind keine Richtwerte, sondern Empfehlungen. Versuchen Sie dennoch sich möglichst nahe an diese Werte zu kommen. Eine niedrige Temperatur während der Blüte bedeutet außerdem verminderten Geruch. Nachts kann in der Wachstumsphase die Temperatur problemlos auf 18 Grad Celsius gesenkt werden.

Wichtig ist die Einhaltung konstanter Temperaturen auch zum Schutz vor Schädlingen. Bei Temperaturen ab 26 Grad Celsius beginnen sich die Schädlinge explosionsartig zu vermehren.

Während der Sommermonate kann es vorkommen, dass die Belüftung an besonders heißen Tagen nicht ausreicht und die Temperatur im Anbauraum viel zu stark ansteigt. Sollten Sie Probleme mit zu hohen Temperaturen haben, verlegen Sie die Beleuchtungszeit Ihrer Pflanzen einfach auf die Nacht. Da die Außentemperatur in der Nacht niedriger als am Tag ist, schaffen Sie durch diesen Wechsel schnell und einfach Abhilfe. Wenn Ihre Pflanzen nachts beleuchtet werden, darf am Tag kein Licht zu ihnen dringen, damit sie ihre

Dunkelphase behalten. Der Beleuchtungsrhythmus darf jedoch nicht nach Belieben, sondern nur im Notfall verändert werden.

4.4 BEWÄSSERUNG

Die Bewässerung ist in der Pflanzenzucht ein relativ einfaches Thema. Grundsätzlich gilt, Pflanzen vertragen keine nasse Erde. Aus diesem Grund ist es wichtig, ein gutes Schema für die Bewässerung aufzustellen. Das Wasser liefert der Pflanze nicht nur lebensnotwendiges Wasser, sondern auch gelöste Nährstoffe für das Wachstum.

Es gibt keine Formel, nach der bestimmt werden kann, wie viel Wasser eine Pflanze benötigt. Das hängt mit Umweltfaktoren wie Temperatur, Alter und Größe der Pflanze zusammen. Beim Gießen sollte nicht zuviel Wasser aus der Drainageöffnung in den Topf laufen. Gießen Sie immer so viel, dass der Untertopf etwa zu 1/3 gefüllt wird und sich die Wurzeln aus diesem Reservoir bedienen können. Bei großen Pflanzen über 1,50 Meter können Sie mehr gießen.

Für die Häufigkeit der Bewässerung gilt die Faustformel: Erst gießen, wenn die obersten 1 bis 2 Zentimeter Erdschicht trocken sind.

Um sich die Arbeit des täglichen Gießens zu erleichtern, gibt es zahlreiche Bewässerungssysteme. Am einfachsten sind automatische Bewässerungssysteme aus dem Gartenbedarf mit einer kleinen Tauchpumpe. Sie stellen einen großen Eimer mit Wasser und Mineraldünger in die unmittelbare Nähe der Pflanzen, tauchen die Pumpe ein und verbinden die Bewässerungsschläuche mit den Töpfen. Die einfachen Systeme lassen keine Dosierung der Fördermenge zu und schalten sich automatisch täglich für eine Minute ein. Passen Sie einfach die Anzahl der Schläuche dem gewünschten Gießvolumen pro Pflanze an. Jeder Verbindungsschlauch fördert eine mehr oder weniger konstante Menge. Sie können sich in diesem Fall sehr einfach behelfen, indem Sie die Förderpumpe über eine Zeitschaltuhr mehrmals täglich einschalten, diese fördert daraufhin ihr tägliches Fixvolumen. Über die Anzahl der Schaltvorgänge regulieren Sie auf bequeme Weise die tägliche Gesamtfördermenge. Es sollten nur digitale Zeitschaltuhren für diesen Zweck verwendet werden.

4.4.1 PH-WERT

Der pH-Wert gibt Auskunft darüber, wie sauer oder alkalisch der Erdboden ist. Dafür gibt es eine Skala zwischen 1 bis 14. Der pH-Wert 7.0 bedeutet neutral. Sinkt der pH-Wert unter 7.0 ist der Boden sauer, liegt er über dieser Marke ist er alkalisch.

Der in der Erde enthaltene Kalk hat eine so genannte Pufferfunktion. Produzieren beispielsweise die im Boden vorhandenen Bakterien zu viele Säuren, wirkt der Kalk dieser Übersäuerung entgegen.

Für den Anbau von Cannabis ist ein pH-Wert von 6.0 bis 7.4 optimal. Stellen Sie Ihre Düngerlösung auf den pH-Wert 6.5 ein.

Prüfen Sie zunächst den pH-Wert der von Ihnen verwendeten Erde, indem Sie das aus dem Untertopf laufende Drainagewasser messen. Warten Sie mit der Entnahme der Wasserprobe etwa 5 Minuten, bis sich das Wasser gesetzt hat. Für ein genaues Testergebnis gibt es in Gartencentern spezielle pH-Tester.

Überprüfen Sie regelmäßig den pH-Wert ihres Bodens. Entnehmen Sie am besten alle 2 Wochen eine Wasserprobe und bestimmen den pH-Wert des Drainagewassers.

Für den Schnelltest verwenden Sie pH-Teststreifen oder eine pH-Reagenzflüssigkeit. Liegt das Ergebnis im optimalem Bereich, sind keine Maßnahmen erforderlich.

Sollte das Ergebnis von diesem Wert abweichen, benötigen Sie entweder ein Mittel, um den pH-Wert zu steigern oder zu senken. Solche Mittel finden Sie sehr günstig in jedem Gartencenter oder Growshop. Die Bezeichnungen sind »pH plus/minus«.

Um den pH-Wert zu senken, verwenden Sie in der Wachstumsphase Salpetersäure und in der Blütephase Phosphorsäure. Gehen Sie bei der Änderung des pH-Werts äußerst langsam vor, da schnelle Veränderung zu Verbrennungen an Wurzeln und Pflanzen führen können. Außerdem wirkt sich eine zu schnelle Senkung des pH-Werts störend auf die Bodenfauna aus. Sollten Sie die Erde bei diesem Vorgang dennoch versehentlich übersäuern, müssen Sie die Erde mit viel Wasser gut durchspülen, auch wenn dabei Nährstoffe verloren gehen.

→ TIPP:
Seien Sie im Umgang mit Salpetersäure und Phosphorsäure extrem vorsichtig, da schon kleinste Mengen zu Verätzungen der Haut und Schleimhäute führen können.

Sollte der pH-Wert über 7.5 liegen, geben Sie dem Gießwasser bei der nächsten Bewässerung ein pH-minus Mittel bei. Auf 5 Liter Wasser kommen etwa 8 Tropfen. Mischen Sie das Wasser vor dem Gießen gut durch (alternativ wird das Gießwasser 1 pH-Punkt niedriger als der gemessene Erd-pH eingestellt).

Um den pH-Wert zu erhöhen beziehungsweise zu stabilisieren, empfiehlt sich die Verwendung von Dolomitkalk. Zur Erhöhung des pH-Wertes bei zu sauerem Boden werden entweder pH-plus oder in Wasser gelöstes Löschkalk empfohlen.

4.4.2 EC-WERT

Der EC-Wert (mS) des Bodens gibt Auskunft über die Leitfähigkeit des Wassers, die je nach Konzentration der darin gelösten Salze steigt oder sinkt. Je nach Leitfähigkeit des Wassers erhalten die Pflanzen genügend Nährstoffe oder eben nicht.

Nährstoffe sind Mineralien, also Salze. Folglich lässt sich über den Nährstoffgehalt des Wassers bestimmen, ob die Erde übersalzen ist oder nicht.

Gemessen wird der EC-Wert mit einem EC-Meter. Ein teueres EC-Messgerät ist für den Anbau von Cannabis nicht erforderlich, aber hilfreich – vorausgesetzt Sie verwenden biologischen Dünger. Verwenden Sie Mineraldünger, ist dieses Instrument zwingend erforderlich.

Mit dem EC-Meter können Sie sowohl die Düngerlösung messen, als auch das Drainagewasser. Liefert eine Messung der Drainageflüssigkeit einen Wert von über 2.4, sollten Sie die Erde mit Wasser durchspülen, um die überschüssigen Salze auszuwaschen.

Der optimale EC-Wert für den Hanfanbau liegt bei 1.2 bis 2.4. Für junge Pflanzen wird ein EC-Wert von 1.2 bis 1.4 empfohlen. Mit zunehmendem Alter kann der Wert bis maximal 2.4 gesteigert werden.

Ein zu niedriger EC-Wert führt zu Unterernährung. Die Pflanze zeigt dann Defizite.

Ein zu hoher EC-Wert führt zu Überernährung. Die Pflanze muss zwangsweise Nährstoffe aufnehmen. Die Blätter der Pflanze sehen aus, als wären sie angespannt. Im Gegensatz zu gesunden Pflanzen sind ihre Blätter nicht mehr saftiggrün und fühlen sich auch nicht mehr weich an. Ihre Blätter rollen sich ein und bekommen braune Stellen (Nekrose). Einige Zeit später stoppt die Pflanze ihr Wachstum und stirbt ab. Eventuell schafft es die Pflanze zu überleben – allerdings mit bleibenden Schäden und sehr niedrigem Ernteertrag. Um eine Schädigung der Pflanze durch Übersalzung zu vermeiden, ist es dringend ratsam sich an die Düngerangaben zu halten.

4.5 LUFT

Nun wollen wir die Luft für unseren Anbau optimieren. Pflanzen gewinnen ihre Energie durch Photosynthese. Dieser Vorgang setzt bestimmte Elemente in der Luft voraus: Sauerstoff (O_2) und Kohlenstoffdioxid (CO_2).

An den Blattunterseiten befinden sich mikroskopische Poren (Stomata), welche das »Atmungsorgan« von Pflanzen darstellen. Über diese Stomata wird CO_2 aufgenommen, im Stoffwechsel verwertet und als Sauerstoff wieder entlassen.

Dieser Prozess kann jedoch nur funktionieren, wenn ausreichend CO_2 in der Luft vorhanden ist. Durchschnittlich befinden sich etwa 300 ppm (parts per million) CO_2 in der Luft. Hanf kann jedoch 1200 bis 1500 ppm verwerten. Ein erhöhter CO_2-Gehalt in der Luft steigert folglich das Wachstum und die Blütenentwicklung.

Umgekehrt verlangsamt sich das Wachstum der Pflanzen in einer CO_2-armen Luft. Um dem entgegenzuwirken sollten Sie stets auf eine gute Durchlüftung achten. Sorgen Sie für permanente Frischluftzufuhr, damit die Blätter atmen können.

HINWEIS

Achten Sie darauf, dass die Luft im Zuchtraum 15 Mal pro Stunde erneuert wird, bei Zuchtschränken sogar 30 Mal pro Stunde.

Diese Anforderung ist in einem Zuchtraum einfach zu erfüllen, zum Beispiel mit Hilfe eines Fensters, das rund um die Uhr einen Spalt geöffnet steht und frische Luft hineinströmen lässt. Sofern die Temperatur im Zuchtraum 27 Grad Celsius nicht übersteigt, ist eine elektrische Lüftung nicht notwendig. Ist die Anbaufläche größer als 1 Quadratmeter und befindet sich diese in einem Zuchtraum, der kleiner als 3 Quadratmeter ist, empfiehlt sich die Verwendung eines Lüfters. Je mehr Frischluft im Anbauraum zur Verfügung steht, desto besser und gesünder wachsen die Pflanzen.

Beim Anbau im Zuchtschrank müssen Sie in jedem Fall einen Lüfter installieren, um für den nötigen Luftaustausch zu sorgen.

Ein Lüfter dient zum Austausch und zum Abtransport warmer Luft, die sich in kleinen Räumen schnell anstaut. Auf diese Weise senkt er die Temperatur und holt frische Luft in den Raum.

Die Auswahl und Installation eines Lüfters ist nicht ganz einfach, weil einige Regeln beachtet werden müssen. Zur Berechnung der benötigen Lüfterkapazität, ist zunächst zu klären, ob er in einem Zuchtschrank oder in einem Zuchtraum installiert werden soll und welche Maße dieser haben wird.

Weitere wichtige Faktoren zur Ermittlung der benötigen Lüfterkapazität sind Geräte, die sich erhitzen und Wärme erzeugen. Zur Erhöhung der Raumtemperatur tragen Lampen, Vorschaltgeräte und ähnliche Gerätschaften bei. Entscheidend ist außerdem, wie die Luftschläuche verlegt sind. Der leistungsfähigste Lüfter bringt wenig, wenn die Luftschläuche 3 Meter lang und mehrmals geknickt sind.

Jeder Lüfter hat nur ein bestimmtes Leistungspotenzial, das es optimal zu nutzen gilt. So reduziert die Verwendung eines Aktivkohlefilters (zur Entfernung des Geruchs) die Leistung um 30 Prozent.

Planungshilfe zur Ermittlung der optimale Lüfterleistung mit Beispielrechnung für ein Schrankmodell

Faktoren	Berechnung	Temperatur in Celsius	Berechnungs-beispiel
Raumvolumen	Höhe x Breite x Tiefe = Volumen	220 x 120 x 80 Zentimeter =2,1 Kubikmeter	
Lichtleistung (Watt)	Watt = Kubikmeter pro Stunde	400 Kubikmeter	
Schlauchlänge	1 Meter = 1 Kubikmeter	2,5 Kubikmeter	
Gewinkelte Schläuche (90°)	1 Winkel (90 Grad) = 1,5 Kubikmeter	4,5 Kubikmeter	
Aktivkohlefilter	Gesamtleistung+ 30 Prozente	+ 30 Prozent	
Schalldämpfer	= 1 Kubikmeter	1 Kubikmeter	
Außentemperatur	Basis 25 Grad Celsius + 1 = 3 Kubikmeter	26°C = 3 Kubikmeter	
Soll-Leistung	Raumvolumen x 30 (Schrank)	63 Kubikmeter	
Benötigte Gesamtleistung	Summe Faktoren= benötigte Leistung in Kubikmeter	618 Kubikmeter pro Stunde	

Berechnen Sie mit Hilfe dieser Tabelle die benötigte Lüfterleistung für Ihre Anbaufläche. Tragen Sie in die rechte Spalte Ihre tatsächlichen Werte und berechnen Sie diese wie in Spalte »Berechnung« vorgegeben. Zum Schluss addieren Sie alle Einzelergebnisse. Die Summe ist die optimale Leistung, die Ihr Lüfter haben sollte. Sollten Sie einen Aktivkohlefilter verwenden, benötigt Ihr Lüfter 30 Prozent mehr Leistung.

REINIGUNG DER POREN UND STÄRKUNG DER STÄNGEL

Neben technologischen Hilfsmitteln bietet auch die Natur einige Möglichkeiten, um das Wachstum der Pflanzen zu verbessern. So gibt es »gutes« und »schlechtes« Wetter. Bei Sturm fegt der Wind über alles hinweg. Bei Regen fällt literweise Wasser zu Boden und wäscht die Blätter. Diese natürlichen

Faktoren fehlen beim Indoor-Anbau und müssen simuliert werden. Doch Vorsicht, dieses Verfahren eignet sich nicht für junge Pflanzen unter 4 Wochen.

Stellen Sie den Ventilator während der Wachstumsphase einmal wöchentlich auf die maximale Stufe und lassen Sie ihn einige Stunden laufen. Dabei sollte der Kopf schwenken. Der starke Wind reinigt die Blätter von Staub und anderen Partikeln, lässt die Stängel aufgrund der Belastung dicker wachsen und kräftigt somit die ganze Pflanze.

Ein weit harmloseres Verfahren – und damit auch für junge Pflanzen empfehlenswert – ist das Besprühen der Pflanzen mit Wasser. Besprühen Sie die gesamte Pflanze sowohl von oben wie von unten. Das Wasser befreit die Poren von Schmutzpartikeln und Staub. Wichtig ist, dass Sie weiches Wasser verwenden, weil die Poren sonst durch Kalkrückstände verstopft werden könnten. Am besten besprühen Sie die Pflanzen mit Regen- oder destilliertem Wasser.

Beide Methoden lassen sich miteinander kombinieren, sobald die Pflanzen 5 Wochen alt sind.

EXTERNE CO_2-ZUFUHR

Eine weitere Methode zur deutlichen Verbesserung des Wachstums ist die Zuführung von Kohlendioxid (CO_2). Einfache Atemluft hat einen CO_2-Gehalt von etwa 300 ppm (parts per million). Die maximale Verwertungsgrenze von Hanf liegt jedoch bei 1.500 ppm. Das bedeutet, dass sich der Stoffwechsel durch die Zuführung von CO_2 um den Faktor 2 beschleunigen lässt und die Ernte wesentlich höher ausfällt. Wenn die restliche Pflege der Pflanzen stimmt, werden Sie staunen wie viel Biomasse ihre Pflanzen bilden. Während der Blüte empfiehlt es sich allerdings, die CO_2-Konzentration auf 600 bis 800 ppm zu senken, weil der Reifungsprozess sonst zu stark beschleunigt wird.

Mit Erhöhung der CO_2-Konzentration sollte auch die Düngermenge leicht angehoben werden, da die Pflanzen durch den beschleunigten Stoffwechsel mehr Nährstoffe verbrauchen. Gleichzeit benötigen die Pflanzen durch ihre erhöhte Stoffwechselaktivität auch mehr Licht und müssen entsprechend häufiger bewässert werden.

Damit Sie den Anbauraum während der CO_2-Zufuhr nicht entlüften müssen, sollte das Thermostat des Lüfters auf etwa 28 Grad Celsius eingestellt sein.

Grundsätzlich gibt es drei verschiedene Varianten der CO_2-Begasung:
- Elektronisch gesteuerte CO_2-Anlage
- CO_2-Druckflasche
- Verbrenner CO_2

Ob und für welche Methode der künstlichen CO_2-Zufuhr Sie sich entscheiden, liegt nicht zuletzt auch an Ihrem Budget.

4.5.1 AUTOMATISCHE CO_2-ANLAGEN

Diese ist die teuerste, aber auch die komfortabelste Variante. Sie müssen lediglich einstellen, welche CO_2-Konzentration Sie in welchem Zeitraum wünschen. Allerdings ist die elektronisch gesteuerte CO_2-Begasung sehr kostenintensiv und eignet sich nur bei einer Beleuchtung ab 10 Kilowatt. Erhältlich sind diese Systeme im professionellem Gewächshausbedarf.

4.5.2 CO_2-DRUCKFLASCHE

Für diese Variante benötigen Sie eine handelsübliche CO_2-Druckflasche und einen Schlauch, um das ausströmende Gas in den Zuchtraum / Zuchtschrank einzuleiten. Das ist wesentlich günstiger als der Kauf einer vollautomatischen CO_2-Anlage.

Fertige CO_2-Systeme erhalten Sie im Aquaristikhandel. Da wir nicht Wasser, sondern zirkulierende Luft begasen wollen, empfiehlt sich immer ein Modell mit möglichst großer Gasflasche (Empfehlung 2.000 Gramm).
Die Sicherheit bei Gasflaschen hat höchste Priorität. Zwar kann das Gas nicht explodieren (CO_2 ist nicht brennbar), jedoch gleicht eine undichte oder kaputte Gasflasche einer Rakete. Kaufen Sie deshalb zu Ihrer eigenen Sicherheit nur geprüfte Gasflaschen mit Schutzventil, Druckminderer und Druckanzeige. Entspricht die Gasflasche allen gültigen Sicherheitskriterien,

müssen Sie diese nur sicher aufstellen und mit einem passendem Luftschlauch verbinden, um Ihren Raum oder Schrank mit Gas zu versorgen.

Der kritische Punkt ist dabei die Regulierung der abgegebenen CO_2-Konzentration, denn zuviel CO_2 schädigt die Pflanzen und gefährdet Ihre Gesundheit (Sauerstoffmangel)! Erhöhte CO_2-Konzentrationen können zu Bewusstlosigkeit und Schwindel führen! Wichtig ist deshalb, dass Sie die abzugebende CO_2-Menge möglichst genau einstellen, bevor Sie die Anlage in Betrieb nehmen. Dafür benötigen Sie ein Messgerät, das zwar meist sehr teuer, aber unumgänglich ist.

Die Berechnung des Raumvolumens allein bringt wenig, weil viele zusätzliche Faktoren eine Rolle spielen, unter anderem die Größe der Pflanzen, der Luftaustausch und die Temperatur. Daher sollten Sie die zugeführte Gasmenge langsam steigern, bis Sie die optimale Konzentration erreicht haben. Dieser Punkt lässt sich ganz einfach ermitteln. Legen Sie den Luftschlauch aus der Gasflasche in eine mit Wasser gefüllte Trinkflasche. Öffnen Sie das Ventil der Gasflasche. Sobald das Gas in die Flasche strömt, steigen CO_2-Blässchen auf. Die einzelnen Blässchen sollten gut sichtbar sein. Fließt das Gas stromförmig in die Flasche, ist das Ventil zu weit geöffnet.

Nach diesem Test und der Installation Ihrer Gasflasche können Sie mit der Begasung Ihrer Zuchtanlage beginnen. Öffnen Sie das Ventil und schließen Sie den Raum. Nach etwa 3 Stunden können Sie mit einem Messgerät den CO_2-Gehalt ermitteln. Liegt die CO_2-Konzentration über 1500 ppm, sollten Sie die Gaszufuhr reduzieren. Liegt die Konzentration darunter, erhöhen Sie die Zufuhr bis der Idealbereich von 800 bis 1.200 ppm erreicht ist.

Nachts sollte die Gasflasche aus Kosten- und Sicherheitsgründen mit einem Magnetventil verschlossen werden.

4.5.3 CO_2 DURCH VERBRENNUNG

Bei der Verbrennung organischen Materials entsteht neben Wasser das bekannte Gas CO_2.

Die Verbrennung ist generell eine gefährliche Verfahrensweise für die Herstellung von CO_2, da mit einem offnen Feuer gearbeitet werden muss, jedoch zugleich sehr günstig.

Es darf deswegen grundsätzlich nur unter absolut sicheren Bedingungen sowie unter Anwesenheit gemacht werden, weil die Folgen sonst ein Hausbrand sein können und Menschenleben gefährdet werden können! Ein Rauchmelder in Kombination mit einem Feuerlöscher wird deswegen zusätzlich benötigt.

Die technische Durchführung ist jedoch sehr einfach. Benötigt wird ein für die sichere Verbrennung von einer oder mehrer Kerzen geeignetes Gefäß. Dieses kann entweder aus Metall oder dickem, bruchsicherem, thermisch belastbarem Glas sein (z. B. »Borosilicat«) oder qualitativ hochwertigen Kerzengläsern. Das Gefäß sollte mindestens die doppelte Höhe der Kerze besitzen und eine hohe Steh-Stabilität durch einen breiten Boden für Kippschutz aufweisen. Eine schmale Öffnung ist ebenso wichtig, damit nichts hineinfallen kann, was sich entzünden könnte (z.B. trockene Blätter) und zugleich ein ausreichenden Windschutz liefert, den in jedem Growbereich gibt es Wind, welcher eine Kerze schnell ausgehen lässt.

Der Aufstellungsort sollte nach oben mindestens einen Meter frei sein.

Der Betrieb der Kerze sollte zu den Photosynthese aktiven Zeiten, also während der Beleuchtung, erfolgen. Während der Dunkelzeit sollte die Kerze ausgemacht werden, weil CO_2 während der Dunkelzeit nicht von Pflanzen verwertet werden kann.

Als geeignete Kerzen haben sich ausschließlich Stearinkerzen bewährt, diese brennen schnell und sauber und erzeugen somit eine ausreichend hohe CO_2 Konzentration.

Eine Stearinkerze erzeugt in einem $6m^3$ Raum während die Lüftung aktiv ist, eine durchschnittliche CO_2 Raumluft-Konzentration von ca. 700ppm CO_2/m^3.

Der genaue Messwert ist abhängig von der jeweiligen Lüfterleistung, Volumen des Zuchtraumes, der Anzahl der Pflanzen sowie dem generellen Austausch der zirkulierenden Luft.

In der Summe erzeugt jedoch eine Stearinkerze für den gewöhnlichen Zuchtraum/Schrank eine optimal erhöhte CO_2 Konzentration und fördert somit das Wachstum erheblich in der Wachstumszeit. Während der Blütezeit kann das Längenwachstum ungünstig gefördert werden und es sollte deswegen auf eine CO_2-Düngung während der ersten 4 Wochen der Blütezeit verzichtet werden. Zugleich kann eine erhöhte CO_2-Konzentration der Raumluft die Reife der Pflanzen um 1–2 Wochen nach hinten verschieben. Eine zu frühe Ernte kann somit zu einem zu niedrigen THC-Gehalt führen. Vorteil dieser Verzögerung ist eine erhöhte Erntemenge durch die längere Blütezeit. Die Pflanzen sollten daher während der letzten Blütewochen besonders gut auf Ihren Reifegrad überprüft werden.

4.6 NÄHRSTOFFE

Dünger gibt es in zwei verschiedenen Formen. Für den Hanfanbau eignen sich sowohl biologische (organische) als auch Mineralsalzdünger.

Bei den biologischen Düngern werden die Nährstoffe durch die Bodenbakterien in Salze umgewandelt, die dann von den Wurzeln absorbiert werden können. Dieser Zersetzungsvorgang ist sehr schonend, aber auch sehr langsam. Zwischen einer Düngung und dem Zeitpunkt, an dem die Nährstoffe für die Aufnahme durch die Wurzeln bereit stehen, können 1 bis 4 Wochen vergehen. Daher ist mit biologischen Düngern ein vorausschauendes Düngen wichtig.

Bei Mineraldüngern kann die Pflanze die zugeführten Nährstoffe innerhalb weniger Stunden aufnehmen und verwerten. Im Verlauf ihrer Entwicklung verändert sich der Nährstoffbedarf der Pflanze. Dies gilt insbesondere für die drei Hauptnährstoffe Stickstoff (N), Phosphor (P) und Kalium (K).

In der Wachstumsphase (vegetative Phase) ist Stickstoff von hoher Priorität, da dieser das Wachstum beeinflusst. Bei ausreichender Stickstoffversorgung entwickeln die Pflanzen große Blätter und wachsen höher als unterversorgte. Während der Blüte (reproduktive Phase) steigt der Phosphor- und Kaliumbedarf der Pflanze. Weil es sehr kompliziert wäre, stets die richtige Zusammensetzung der Nährstoffe abzumessen, gibt es spezielle Hanfdünger mit einem genau abgestimmten N-P-K-Verhältnis. Somit müssen Sie nur die angegebene Menge in ihr Gießwasser hinzufügen und haben das Nährstoffproblem gelöst. Mittlerweile gibt es darüber hinaus noch Zusatzmittel für die Hanfzucht, beispielsweise Booster, Wurzel- und Blütestimulans. Sie verbessern das Wachstum der Wurzeln, helfen bei der Aufnahme und Konvertierung von Nährstoffen, signalisieren den Pflanzen schneller die Blüte einzuleiten, verbessern den Geschmack und steigern sogar den Ertrag.

Neben den drei Hauptnährstoffen Stickstoff (N), Phosphor (P) und Kalium (K) benötigt die Hanfpflanze viele weitere Nährstoffe für ihre Entwicklung.

Alle Nährstoffe verfügen über spezielle Eigenschaften. Sie sind entweder »beweglich« (B) oder »statisch« (S). Ein beweglicher Nährstoff wandert im Bedarfsfall von einem Teil der Pflanze zu einem anderen, um einen Mangel auszugleichen. Ein statischer Nährstoff wird beim Aufbau der Zelle benötigt und verbleibt dort bis zum Zelltod.

Die folgende Tabelle zeigt alle Nährstoffe, sowie ihre Eigenschaften – »beweglich« (B) oder »statisch« (S) – im Stoffwechselkreislauf der Pflanze.

Makronährstoffe	Sekundärnährstoffe	Mikronährstoffe
Magnesium (Mg) B	Stickstoff (N) B	Bor (B) S
Kalzium (Ca) S	Phosphor (P) B	Eisen (Fe) S
Schwefel (S) S	Kalium (K) B	Kupfer (Cu) S
		Mangan (Mn) S
		Molybdän (Mb) S
		Sicilium (Si) S
		Zink (Zn) B

Ein gutes Beispiel aus der Natur für diesen Vorgang ist der Herbst. In dieser Jahreszeit werden alle beweglichen Nährstoffe von den Blättern abgezogen. Die Blätter vergilben und fallen schließlich ab.

MERKSATZ

Werden untere Blätter gelb, wachsen die Triebe jedoch grün, handelt es sich um einen Mangel von beweglichen Nährstoffen.

Ist nur die Spitze der Pflanze und der Seitentriebe betroffen, handelt es sich um einen Mangel von statischen Nährstoffen.

Die drei Nährstoffgruppen Makronährstoffe, Sekundärnährstoffe und Mikronährstoffe unterscheiden sich in ihrer Funktion und Konzentration im Stoffwechsel der Pflanze. Die Makronährstoffe müssen stets in ausreichender Menge im Boden vorhanden sein, damit das Wachstum und die Energieversorgung der Pflanze gewährleistet ist. Aus diesem Grund sollten Sie ausschließlich hochwertigen Volldünger verwenden, der ein abgestimmtes N-P-K- Verhältnis besitzt.

Bei Sekundärnährstoffen entstehen häufig Mängel in der Versorgung, weil sie rasch von den Pflanzen verbraucht werden. Häufig treten Magnesiummängel auf, weil dieses eine Schlüsselrolle bei der Bildung von Chlorophyll hat, das seinerseits in großen Mengen produziert wird. Abhängig von der Härte des Wassers können Minerale wie Kalzium bereits im Leitungswasser enthalten sein, daher treten bei weichem Wasser solche Mängel besonders schnell auf.

Mikronährstoffe (Spurenelemente) treten in sehr niedriger Konzentration auf und sind für einen Großteil der Prozesse in Pflanzen verantwortlich, unter anderem für die Zell- und Hormonbildung, und damit ein elementarer Baustein für das Wachstum. Die benötigten Konzentrationen sind so gering, dass in guter Erde ausreichend Mikronährstoffe vorhanden sind. Wollen Sie dennoch die Versorgung der Pflanzen mit Mikronährstoffen erhöhen, verwenden Sie ein- bis zweimal wöchentlich einen guten Algendünger. Damit lässt sich die Nährstoffversorgung konstant halten und eine Überdosierung vermeiden.

4.7 GESCHLECHT DER PFLANZEN

Hanf ist eine diözische Pflanze. Das heißt, Hanf besitzt zwei Geschlechter sowie eine Mischform der Hermaphroditen (Zwitter). Zeigt die Pflanze nur ein Geschlecht, handelt es sich um eine männliche oder weibliche Pflanze. Obwohl die Information über das Geschlecht im Erbgut der Pflanze codiert ist, kann sie ihr Geschlecht ändern oder sich zu einem Zwitter entwickeln. Schlechte Umweltbedingungen, Kälte oder extreme Hitze, Mangel an Nährstoffen und Licht in der Dunkelzeit können Hermaphrodie verursachen oder eine genetisch weibliche Pflanze dazu bringen, sich männlich zu entwickeln.

Etwa im Alter von 5 bis 6 Wochen beginnt die Hanfpflanze so genannte Primordia auszubilden. Diese frühgeschlechtlichen Merkmale sind sehr klein (1 bis 3 Millimeter) und deshalb nur mit einer Lupe zu erkennen. Da wir an samenlosen Cannabisblüten interessiert sind, müssen wir die männlichen Pflanzen möglichst früh identifizieren und vernichten. Das bloße Entfernen der männlichen Pflanzen aus dem Zuchtraum ist nicht ausreichend, da sich ihre feinen Pollen in der ganzen Wohnung verteilen und unbemerkt in den Zuchtraum zurückkehren können.

Die weibliche Pflanze bildet am Ansatz zwischen Stamm und Seitentrieb kleine, tropfenförmige Samentaschen (Calyx). Aus diesen Taschen wachsen zwei sehr dünne, weiße Fäden. Weist eine Pflanze solche Fäden (Narben) auf, ist sie mit Sicherheit weiblich. Weibliche Pflanzen entwickeln in der Blüte tausende dieser Fäden.

Bei der männliche Pflanze entwickelt sich an der selben Stelle ein kleiner Stiel mit einer kugelförmigen Verdickung, dem so genannten »Pollensack«. Darin befinden sich die gelben Pollen, mit denen sie die weißen Fäden der weiblichen Pflanzen bestäuben.

Nach der Bestäubung konzentriert die weibliche Pflanze sämtliche Energie in die Ausbildung von Samen. Dabei reduziert sie die Harzproduktion und somit ihren Delta-9 THC-Gehalt. Die Blüten sind bei einer bestäubten Pflanze kaum noch rauchbar und höchstens für eine Haschischherstellung geeignet, da sie voller Samen sind.

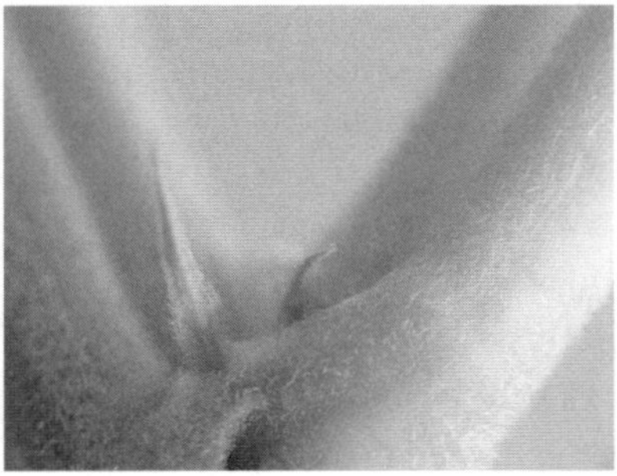

Männliche Primordia im Alter von 6 Wochen.

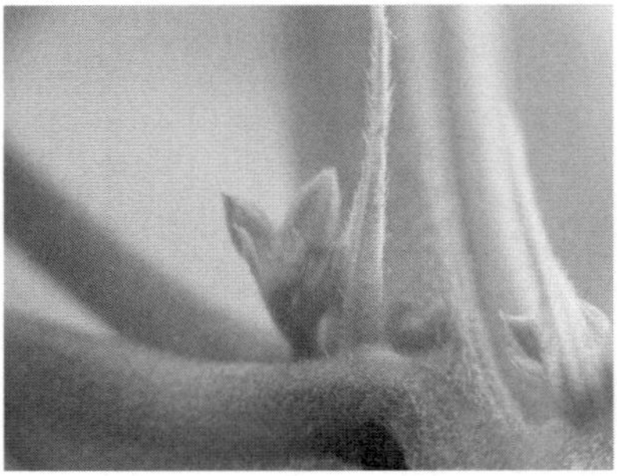

Männliche Pollenkapseln in der 1. Blütewoche.

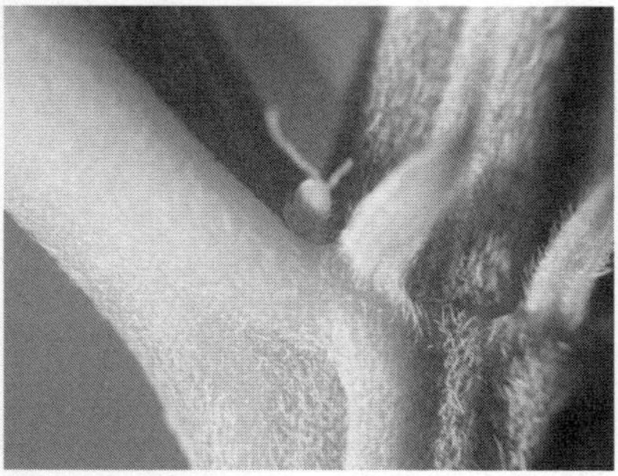

Eine winzige Primordia mit 2 weißen Fäden.

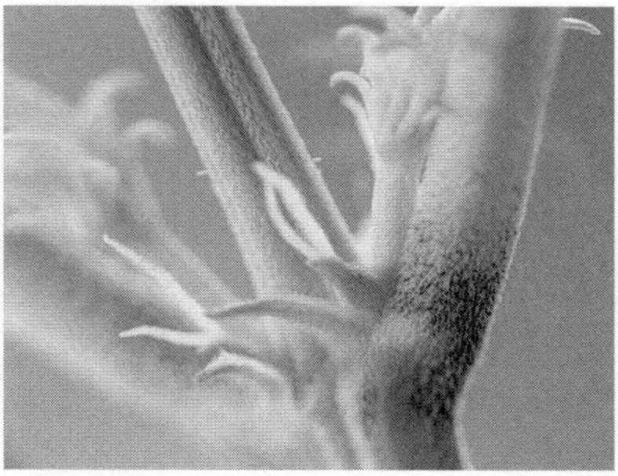

Zwei weibliche Primordia im Alter von 6 bis 7 Wochen.

05 | WACHSTUM

5.1 ANBAUTECHNIKEN

Die Pflege der Pflanzen ist bei allen Anbautechniken gleich. Es gibt aber Techniken, mit denen sich der Ertrag steigern oder die Dauer des Anbaus wesentlich verkürzen lässt. Die folgenden Anleitungen zeigen bewährte Wege, um den sehr langwierigen Prozess des Wachstums und der Blüte zu verkürzen. Die Grundbedürfnisse, wie Beleuchtung, Bewässerung, Düngung und Belüftung, sind bei allen Techniken identisch.

5.1.1 KLASSISCHER ANBAU

Bei der klassischen Anbaumethode, die in diesem Buch gezeigt wird, werden einige Samen zum Keimen gebracht, in mittelgroßen Töpfen aufgezogen und später in große Töpfe umgesetzt. Die ausgewachsenen Pflanzen können je nach Sorte unterschiedlich groß werden und einen sehr guten Ertrag bringen. Pro Quadratmeter können 3 bis 6 Pflanzen wachsen. Der klassische Anbau dauert etwa 4 Monate.

5.1.2 SOG – SEA OF GREEN

Bei der »Sea of Green«-Technik wird – wie der Name bereits verrät – ein grüner «See« beziehungsweise ein grüner Teppich angelegt. Das Grundprinzip dieser Anbaumethode ist die Züchtung vieler kleiner Pflanzen auf niedriger Höhe. Da die Anbaufläche kaum Höhenunterschiede aufweist, lässt sich das

Licht optimal ausnutzen und somit der Ertrag steigern. Gleichzeitig kann die Wuchsphase um bis zu 5 Wochen verkürzt werden. Ein weiterer Vorteil dieser Methode ist, dass viele kleinere Pflanzen mehr Wurzelmasse bilden und somit mehr Nährstoffe aufnehmen und verarbeiten können.

Um ein gleichmäßiges Wachstum zu erreichen, müssen für diese Anbaumethode Stecklinge verwendet werden. Stecklinge (Klone) stammen alle von derselben Mutterpflanze und tragen dasselbe Erbgut. Der Anbau mit Stecklingen hat zudem den Vorteil, dass die Kosten für Samen entfallen und auf die langwierige Anzucht von Jungpflanzen verzichtet werden kann. Die Stecklinge befinden sich sofort im adulten Wachstumsstadium und sind kurze Zeit nach der Bewurzelung blühfähig. Genau diese Tatsache nutzt die SOG-Methode. Nach der Bewurzelung wachsen die Stecklinge nur 1 bis 3 Wochen und werden dann in die Blüte geschickt.

Neben der Zeitersparnis von 4 bis 5 Wochen reduzieren sich die Kosten deutlich. Der größte Vorteil ist jedoch, dass alle Stecklinge weiblich sind, da sie genetische Klone der Mutterpflanze sind. Dadurch entfällt die Suche nach den 50 Prozent männlichen Pflanzen. Um ein optimales Ernteergebnis zu erzielen, benötigen Sie 16 bis 50 Stecklinge. Die Anbaufläche sollte etwa 1 Quadratmeter groß sein.

EINKAUFSLISTE

- 1 Fließtisch (Fläche: 1 Quadratmeter)
- 1 rechteckigen Topf pro Steckling
- 16 bis 50 Stecklinge

Eine genaue Anleitung zur Gewinnung und Bewurzelung von Stecklingen finden Sie in Kapitel 5.9

Pflanzen Sie die bewurzelten Stecklinge in die Töpfe ein und stellen Sie diese auf den Fließtisch. Gießen Sie die Stecklinge in der 1. Woche ausschließlich mit Wasser und Wurzelstimulans. Geben Sie dem Gießwasser in der zweiten Woche Wuchsdünger hinzu, um den Pflanzen die für das Wachstum notwendigen Nährstoffe zu liefern. Bereits in der 3. Woche können Sie die Blüte einleiten. Da größere Pflanzen gewöhnlich mehr Ertrag liefern, können

Sie auch noch 1 Woche warten. Gleiches gilt, wenn Sie auf einer Anbaufläche von 1 Quadratmeter nur 20 Stecklinge aufgestellt haben. Bei mehr als 20 Pflanzen sollte die Blüte nach höchstens 2 Wochen Wachstum eingeleitet werden.

WICHTIG:
Die Anzucht ist für die Stecklinge ein anstrengender Prozess. Durch diesen Stress können einige weibliche Stecklinge männliche Pollenkapseln bekommen. Dies geschieht aber eher selten. Dennoch sollten Sie in den ersten 2 Wochen nach Einleitung der Blüte beobachten, ob sich männliche Pollenkapseln entwickeln und die entsprechenden Pflanzen vernichten.

5.1.3 HERUNTERBINDEN UND BESCHNEIDEN

Zwei Techniken, die Sie mit Vorsicht anwenden sollten, sind das Herunterbinden und Beschneiden von Pflanzen, da dies massive Eingriffe in das Wachstum und den Hormonhaushalt der Pflanzen sind, die das weitere Wuchsverhalten verändern. Wenden Sie diese Techniken an, wenn die Pflanzen nur in einer begrenzten Raumhöhe kultiviert werden können.

Beim **Herunterbinden** besteht die Gefahr, dass der Trieb knickt und abstirbt. Sie sollten die Pflanze nur herunterbinden, wenn ihr Abstand zur Beleuchtung zu gering wird und Verbrennungsgefahr besteht. Dies kommt besonders bei Sativa-dominanten Arten vor und muss frühzeitig erfolgen.

Verwenden Sie einen Wollfaden zum Herunterbinden der Pflanzen und gehen Sie wie folgt vor:

Nehmen Sie die Spitze der Pflanze (obere 10 Zentimeter) und dehnen Sie diese soweit nach unten, bis der Ast aussieht, als würde er einen Knick bekommen. Nun binden diesen Bereich mit Hilfe des Wollfadens in dieser Position am unterem Stamm fest, damit sich das Gewebe anpassen kann. Etwa 24 bis 36 Stunden später wird der Wollfaden unten gelöst und der Haupttrieb so weit nach unten gezogen bis er einen Winkel von etwa

80 Grad erreicht. In dieser Stellung wird der Trieb wieder festgebunden. Die Pflanze wächst jetzt nicht mehr nach oben, sondern zur Seite. Sämtliche heruntergebundenen Seitentriebe wachsen aufgrund hormonell bedingter Wirkungsweisen nach oben.

Während der Blüte entwickelt sich allerdings auch kein großer Haupttrieb (Cola), sondern viele nach oben wachsende Blüten. Eine Verbesserung des Ertrages ist nicht zu erwarten. Es sollte nur ein junger Teil des Triebes für diese Technik in Frage kommen, weil er flexibler ist und sich das Gewebe besser anpasst.

Eine Alternative zum Herunterbinden ist das Beschneiden der Triebsspitze. Dieser Eingriff ist sehr grob und nicht empfehlenswert. Dazu reicht es etwa 3 Zentimeter über einer Nodie einen Schnitt zu machen. Sie können dabei einen beliebig großen Teil abschneiden. Danach wachsen die Seitentriebe der unmittelbar unter der Schnittstelle liegenden Internode zu Haupttrieben hoch. Durch diesen Eingriff wird die gesamte Pflanze aufgrund des verstärkten Astwuchses buschiger wachsen, die Erntemenge steigt jedoch nicht. Diese Technik eignet sich nur, wenn überhaupt kein weiterer Platz nach oben besteht und die Pflanze gekürzt werden muss.

5.2 KEIMUNG UND EINPFLANZUNG

Die Samen sind in einer Hülle aus zwei Teilen, welches das Samenkorn schützt. Wird diese Hülle feucht, werden die internen Prozesse wieder aktiviert und das Samenkorn beginnt zu keimen. Dabei saugt sich der Samen mit Wasser voll. Etwa 24 bis 48 Stunden später beginnt die Wurzel die Hülle zu durchstoßen und wächst heraus. Sobald die Wurzel aus dem Samen wächst, beginnt sie den Boden vertikal zu durchdringen. Im Samen beginnen sich zur gleichen Zeit der Stiel und die Keimblätter zu entwickeln. Bereits am 4. Tage nach Beginn der Keimung wächst bei sehr guter Samenqualität die Spitze aus der Erde heraus. Bei älterem Saatgut kann dieser Prozess länger dauern. Sollte sich jedoch innerhalb dieser Frist nichts tun, können Sie davon ausgehen, dass der Samen verfault ist.

Die Pflanzen werden im Durchschnitt zu 50 Prozent weiblichen und zu 50 Prozent männlichen Geschlechts sein. Entscheiden Sie, wie viele Samen Sie keimen möchten. Legen Sie diese Samen in ein Glas Leitungswasser oder stilles Wasser. Lassen Sie die Samen 16 bis 24 Stunden im Wasser. Gutes Saatgut versinkt nach etwa 3 bis 6 Stunden.

WICHTIG:
Hanf ist ein Dunkelkeimer. Nach der Einpflanzung der Samen müssen diese bei höchstens Zimmerbeleuchtung stehen, bis die Keimblätter die Erdoberfläche durchstossen.

Nachdem die Samen sich nach etwa 16 bis 24 Stunden mit Wasser vollgesaugt haben, nehmen Sie Anzuchterde oder »Jiffies« und vergraben die Samen etwa 3 bis 5 Millimeter tief. Seien Sie bei der Handhabung der Samen extrem vorsichtig. Der kleinste Druck kann irreparable Schäden an den hochsensiblen Keimlingen zur Folge haben. Benutzen Sie eine Pinzette, Löffelspitze oder etwas ähnliches um die Samen zu greifen. Die Erde sollte gut feucht sein, jedoch nicht nass, da der Samen sonst verfault.

Halten Sie die Temperatur auf etwa 22 Grad Celsius, bis die ersten Keimblätter aus der Erde sprießen. Danach können Sie die Temperatur auf etwa 24 Grad Celsius erhöhen. Während der ersten 2 bis 3 Tage nach dem Sprießen ist es wichtig, die Luftfeuchtigkeit bei etwa 70 bis 80 Prozent zu halten. Diesen Vorgang können Sie auch in einem Minigewächshaus durchführen, um die Temperatur und Feuchtigkeit konstant zu halten.

Sie sollten die Sämlinge gleich am ersten Tag der Sprießung mit Leuchtstoffröhren (ESL) beleuchten. Leuchtstoffröhren sind wichtig, da diese wenig Hitze abstrahlen. Eine Natriumdampflampe (NDL) würde die jungen Sämlinge verbrennen und das Längenwachstum stimulieren.

Wenn die Pflanzen etwa 2 bis 3 Zentimeter erreicht haben, müssen Sie diese aus einer Entfernung von ca. 35 Zentimeter 18 Stunden am Tag beleuchten, gefolgt von 6 Stunden Dunkelheit.

Die Keimung der Samen dauert etwa 1 bis 10 Tagen.

5.3 WOCHE 2

Etwa 10 Tage nach Beginn der Keimung sind die Pflanzen etwas herangewachsen und haben kleine, etwa 3 bis 5 Zentimeter lange Wurzeln gebildet. Nun werden die Pflanzen in größere Töpfe pikiert.

Füllen Sie die Töpfe etwa 2 Zentimeter bis zum Rand mit Erde, gießen Sie die Erde und warten Sie bis kein Wasser mehr aus dem Topf läuft. Nachdem die Erde sich mit Wasser vollgesogen hat, graben Sie ein kleines Loch, in das der junge Wurzelballen oder »Jiffy« eingepflanzt wird. Seien Sie wie immer mit den sensiblen Wurzeln vorsichtig. Verwenden Sie 3,5-Liter-Töpfe, damit sich das sehr schnell wachsende Wurzelsystem gut entwickeln kann. Je größer das Wurzelsystem, desto mehr Wasser, Luft und Nährstoffe können die Hanfpflanzen aufnehmen. Die Pflanzen benötigen bereits in diesem jungen Alter sehr viel Licht – 10.000 Lux.

Während der 2. Woche entwickelt sich das erste Blattpaar. Die Pflanze wächst höher, und das Wurzelsystem beginnt sich im größeren Topf zu entwickeln.

Die Bewässerung erfolgt auch in der 2. Woche ohne Dünger. Gießen Sie die Pflanzen erst, wenn die obere Erdschicht (1 bis 2 Zentimeter) angetrocknet ist. Hilfreich ist es, wenn Sie Pflanze in den ersten Tagen über den Untersetzer bewässern. Die aufsteigende Feuchtigkeit signalisiert den Wurzeln, dass sie Wasser aufnehmen sollen. Dadurch werden die Wurzeln stimuliert und wachsen schneller, um an die Wasserquelle zu gelangen. Es sollte jedoch kein stehendes Wasser im Untertopf sein, sondern jeweils nur so viel wie die Erde aufsaugen kann. Von oben muss nur leicht gegossen werden. Wichtig ist, dass die Erde im Topf gleichmäßig feucht ist. Ab dem 12. Tag können Sie dem Gießwasser kleine Mengen Wurzelstimulans beimischen.

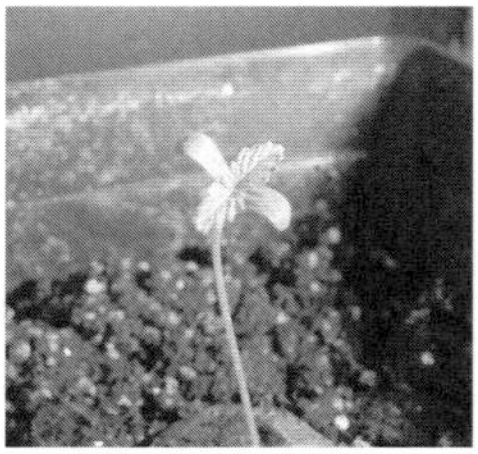

Während der 2. Woche entwickelt sich das erste Blattpaar.

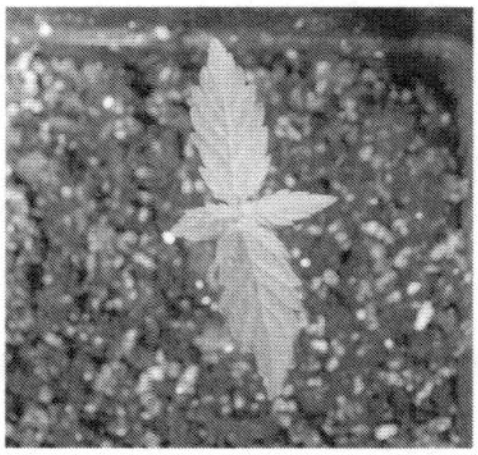

Am Ende der 2. Woche beginnt das zweite Blattpaar zu wachsen.

Die Pflanzen sind nun etwa 8 Zentimeter groß. Sie haben das erste Blattpaar und bei einigen wächst bereits das zweite Paar. In der 3. Woche wird sich das Wachstum deutlich beschleunigen.

Schalten Sie die Leuchtstoffstoffröhren ab. Demontieren und ersetzen Sie diese durch NDL-Leuchtmittel. Hängen Sie 400-Watt-NDL mit dem Wuchsleuchtmittel »Son-T Agro« etwa 90 bis 100 Zentimeter über den Pflanzenspitzen auf.

Die Töpfe werden direkt unter der Beleuchtung angeordnet. Sie können bei manchen Armaturen sogar den Reflektor optimieren, indem Sie an den Seiten Aluminiumfolie ankleben, welche das seitliche Licht nach unten leitet. Verwenden Sie dabei die matte Seite der Folie. Um die seitliche Ausleuchtung zu verbessern, können Sie auch einen Karton nehmen und diesen einseitig mit Aluminiumfolie umspannen. Diese »Reflektoren« stellen Sie neben den Pflanzen auf.

Durch die NDL wird neben der Temperatur auch die Verdunstungsrate gesteigert. Behalten Sie den Hygrometer im Auge und versuchen Sie, die relative Luftfeuchtigkeit bei 60 bis 80 Prozent und die Temperatur bei 24 bis 26 Grad Celsius zu halten. Die Pflanzen sollten ständig mit Frischluft versorgt sein. Achten Sie darauf, dass ein Fenster stets einen Spalt geöffnet ist. Nachts sollte die Temperatur auf etwa 23 Grad Celsius sinken.

Eine Ventilation ist Pflicht, um die Stängel durch den Wind abzuhärten und die warme Luft fortzubewegen. Stellen Sie den Ventilator in etwa 1,2 Meter Entfernung auf, damit die jungen Pflanzen durch den Wind ständig in leichter Bewegung bleiben. Seien Sie vorsichtig, zu starker Wind kann die Stiele brechen. Der Ventilator sollte rund um die Uhr laufen. Das senkt die Temperatur um etwa 2 Grad Celsius.

Besprühen Sie die Plastikfolie auf dem Boden mehrmals täglich mit Wasser. Die Pflanzen sollten nur mit destilliertem Wasser besprüht werden, da sonst Kalkablagerungen auf den Blättern entstehen und sich dies negativ auf das Wachstum auswirkt.

Sollten Sie Probleme mit der Feuchtigkeit haben, können Sie ein nasses Tuch aufhängen (Vorsicht mit Elektrizität!) oder eine durchsichtige, atmungsaktive Gartenfolie (Anti-Frost-Folie) etwa 35 Zentimeter über die Pflanzen spannen.

Durch die erhöhte Temperatur werden die Töpfe auch mehr Wasser verdunsten. Sie sollten etwa jeden 3. Tag gießen, damit ihre Pflanzen immer einen gut befeuchten Boden haben. Verwenden Sie bei jedem Gießen eine Wurzelstimulans und einen Booster.

Obwohl die Pflanzen täglich wachsen, wird sich der Stiel erst in den kommenden Wochen erhärten. Daher neigen sich die Pflanzen auf den dünnen Stängeln oftmals zur Seite und drohen zu kippen. Sollten Sie dies beobachten, nehmen Sie weitere Erde und füllen den Rest des Topfes. Die erhöhte Erdschicht stabilisiert den Stiel und gibt ihm Halt. Notfalls können Sie einen dünnen Stab seitlich in die Erde stecken, um die Pflanze an ihm zu festigen.

Sollte das Längenwachstum (Geilwuchs) signifikant sein, muss der Abstand zum Leuchtmittel verringert werden. Dadurch erhalten die Pflanzen mehr Licht und wachsen nicht so hoch.

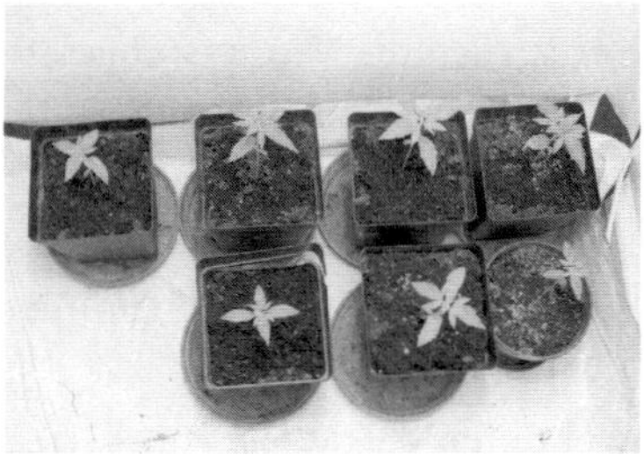

Ende der 3. Woche unter NDL-Beleuchtung.

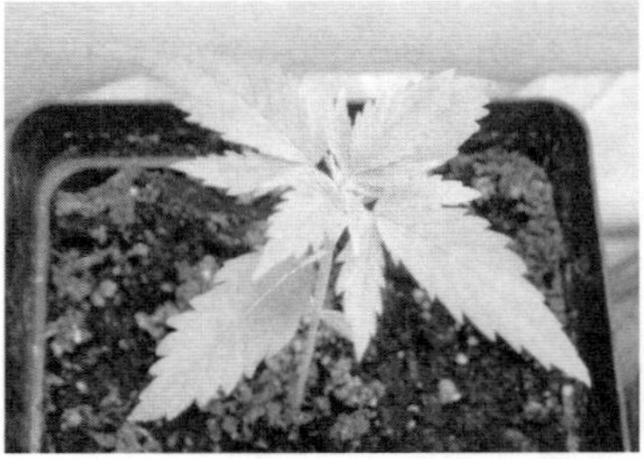

White Russian am Ende der 3. Woche.

5.5 WOCHE 4

Die Pflanzen sind etwa 12 Zentimeter groß und haben das dritte Blattpaar ausgebildet. Mehr Blattmasse ermöglicht den Pflanzen, mehr Licht aufzunehmen und in verfügbare Energie umzuwandeln. Ihr Bedarf von Nährstoffen ist nun deutlich gesteigert und sollte mit einer guten Kombination von Nährstoffen gedeckt werden. Hanf ist ein starker Nährstoffkonsument und benötigt in dieser Phase Wurzelstimulans, Booster, einen Wuchsdünger und eine niedrige Dosierung Stickstoff (N) in Form eines Hydroponik-(Mineral)-Düngers. Der EC-Wert des Gießwassers sollte etwa 1,20 bis 1,80 betragen.

In dieser 4. Woche werden die Pflanzen das vierte Blattpaar ausbilden. Die einzelnen Ansatzpunkte der Blattpaare werden Nodien genannt. Die Nodienabstände sollten höchstens 5 Zentimeter betragen. Größere Abstände signaliseren, dass in der Erde zu viel Stickstoff oder das Licht zu weit entfernt ist.

Der Ventilator ist ebenfalls ein wichtiger Faktor für das Wachstum, da Pflanzen ohne Wind sehr dazu neigen, in die Höhe zu schießen. Regulieren Sie den Ventilator mit Hilfe der Zeitschaltuhr. Bei nächtlicher Windstille können sich die Pflanzen erholen, während sie tagsüber durch den Wind dazu »bewegt« werden, einen dickeren und kürzeren Stamm zu entwickeln und somit die Nodienabstände gering halten.

Sollten die Pflanzen eine hellgrüne bis gelbliche Blattfarbe haben, ist dies ein Indiz für Unterdüngung. Erhöhen Sie in diesem Fall die Düngermenge leicht. Eine Verfärbung der Stiele ins Rote ist ebenfalls möglich, kann jedoch unterschiedliche Ursachen haben, beispielsweise Kälte, Über- oder Unterdüngung. Je nach Art der Pflanze, ob Sativa oder Indica, kann die Blattfarbe variieren. Sollten Sie eine Sativa züchten, ist eine hellgrüne Blattfarbe völlig normal, wogegen bei einer Indica eine tiefgrüne Farbe die Regel sein sollte. Ein Mangel an Nährstoffen stoppt nicht nur das Wachstum, er verursacht Stress bei den Pflanzen und erhöht somit die Wahrscheinlichkeit auf ungewollte, männliche Pflanzen.

Der Abstand zum Licht bleibt wie in der 3. Woche, sofern keine Probleme auftreten. Je nach Verdunstung gießen Sie jeden 2. bis 3. Tag. Folgen Sie dabei den Düngeranleitungen des Herstellers.

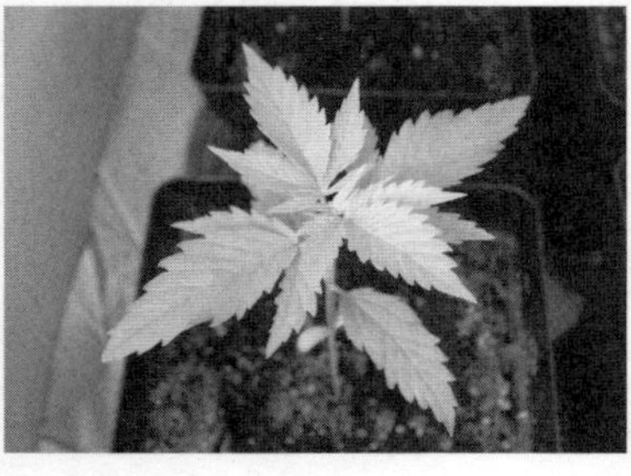

Mitte der 4. Woche.

5.6 WOCHE 5

Die Pflanzen haben nun eine Größe von durchschnittlich 19 Zentimeter erreicht und werden sich in den kommenden Wochen sehr stark vergrößern. Die Entwicklung pro Woche wird etwa bei zwei Blattpaaren liegen. Unsere Pflanzen haben nun 4 Internoden. Anhand der Anzahl der Internoden lässt sich abschätzen, wie weit sich die Pflanze bereits entwickelt hat. Die ersten Geschlechtmerkmale (Primordia) zeigen sich meist im Bereich der 6./8. Nodie.

Nun sollten Sie das Wachstum der Pflanze sehr genau beobachten. Eine 60 Zentimeter große Indica kann mit Beginn der Blüte auf 120 Zentimeter hochwachsen, sich also bis zum Ende der Blüte verdoppeln. Eine Sativa kann ihre Größe sogar um bis zu 300 Prozent steigern, so dass eine 60 Zentimeter große Pflanze am Ende der Blüte 1,80 Meter groß ist. Wenn Sie den Abstand zwischen den Pflanzen und den Wind optimal halten, können Sie das Wachstum steuern. Wind verdickt den Stängel und verkürzt das Höhenwachstum. Optimal wären eine Größe von 45 bis 70 Zentimetern.

Der Abstand der Lampe bleibt auch in der 5. Woche unverändert, denn durch das Wachstum der Pflanze verkürzt sich dieser von selbst und nimmt die Lichtintensität zu. Optimal ist ein Abstand von 60 bis 80 Zentimetern.

Der Dünger muss regelmäßig nach den Angaben des Düngerherstellers zugeführt werden. Die Wurzelstimulans sollte auch weiterverwendet werden, da ein gut entwickeltes Wurzelsystem in diesem Alter die Bildung von weiblichen Pflanzen erfahrungsgemäß verbessert.

Im Verlauf der 5. Woche werden die Blätter größer, festigt sich der Stängel weiter und steigert sich die Wachstumsgeschwindigkeit. Außerdem beginnen die Seitentriebe sich an den Nodien der Pflanzen zu entwickeln. Gegen Ende der Woche werden kleine Seitentriebe an den Pflanzen sichtbar sein.

Der Wasserbedarf steigt kontinuierlich, sodass die Bewässerung nun jeden 2. Tag erfolgen sollte. Am Topfboden darf sich keine Nässe stauen, damit die Erde locker und luftdurchlässig bleibt.

Am Anfang der Woche sollte das Licht auf 17 Stunden täglich umgestellt werden, um die Bildung von weiblichen Pflanzen zu begünstigen.

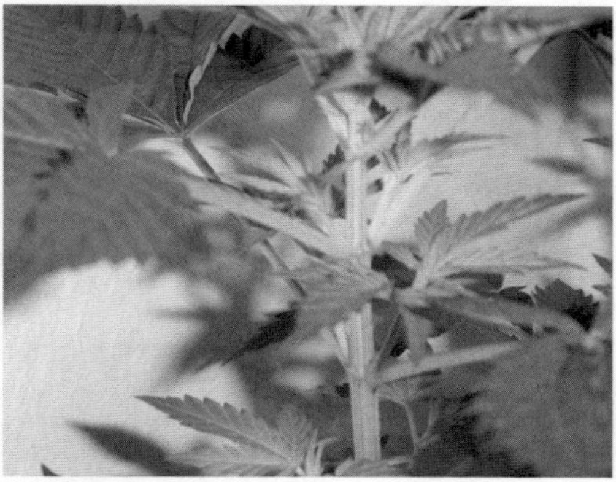

Gut zu erkennen sind die kleinen Seitentriebe an den Nodien.

5.7 WOCHE 6 BIS 8

Dieses Kapitel umfasst einen Zeitraum von drei Wochen, da es Ihre Entscheidung ist, wie groß die Pflanzen wachsen sollen, wie viel Ertrag Sie wünschen und wie viele Pflanzen Sie aufziehen. Prinzipiell gilt, dass eine Pflanze, die viel Zeit für ihr Wachstum hatte, auch größer und ertragreicher wird.

Die Pflanzen werden innerhalb der kommenden 1 bis 2 Wochen ihr Geschlecht offenbaren. Sobald dies sichtbar ist, müssen Sie diese umtopfen (pikieren). Können Sie das Geschlecht der Pflanzen nicht eindeutig identifizieren, pikieren Sie alle und beobachten Sie diese weiter. Die männlichen Pflanzen sollten Sie unverzüglich vernichten.

Fahren Sie wie gewohnt mit dem Gießen und Düngen fort. Bei gesteigertem Wasserbedarf können Sie die Pflanzen auch täglich gießen, jedoch sollte tägliches Düngen vermieden werden, da dies zu Überdüngung führt. Die Wurzelstimulans sollten Sie Mitte der 6. Woche absetzen.

Die Lichtphase sollte weiterhin 17 Stunden betragen. In den folgenden Wachstumswochen ist eine Temperatur von 23 bis 27 Grad Celsius optimal. Die Pflanzen sind ausgewachsen, wenn sie 10 bis 12 Internoden aufweisen. Etwa 5 Tage vor Einleitung der Blüte sollten Sie dem Gießwasser Blütestimulans beimischen und den Wuchs- auf Blütedünger umstellen.

HINWEIS:
Haben Sie weniger weibliche Pflanzen als erwartet, lassen Sie diese 8 bis 9 Wochen wachsen. Durch die längere Vegetationsphase bringen die Pflanzen mehr Ertrag. Haben Sie umgekehrt zu viele weibliche Pflanzen, schicken Sie diese möglichst früh (zum Ende der 6. oder 7. Woche) in die Blüte, damit der Platz später ausreicht.

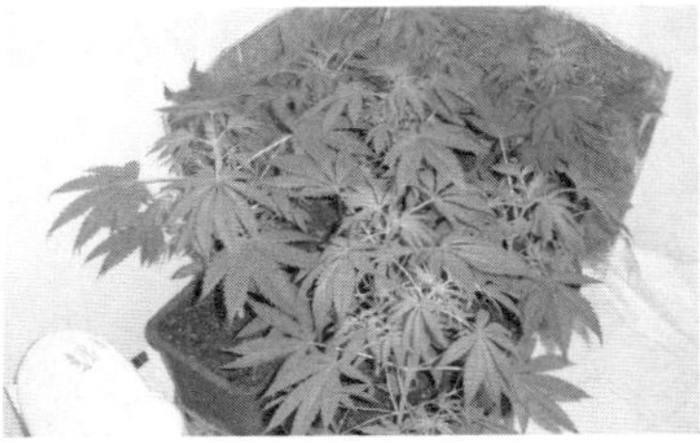

Ende der 6. Woche. Durchschnittliche Größe 36 Zentimeter.

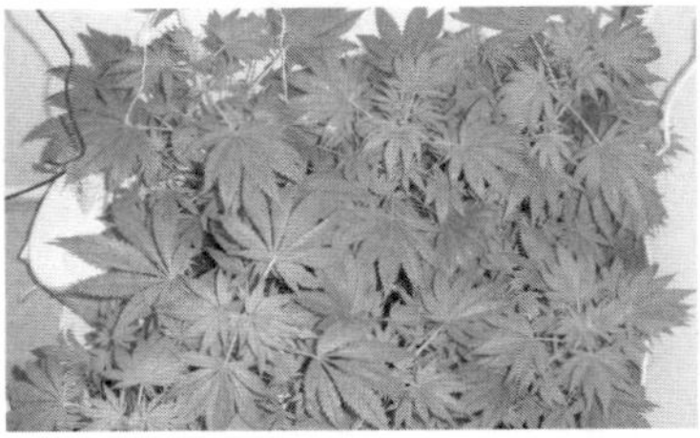

Ende der 7. Woche. Durchschnittliche Größe 55 Zentimeter. Wuchsphase wird beendet (nach Stickstoffdüngung).

Mit dem Ende der Wuchsphase sollten Sie das Leuchtmittel gegen eine Blütelampe »Son-T Plus« austauschen und die Blütephase einleiten.

Wenn Sie Stecklinge schneiden wollen, ist jetzt der optimale Zeitpunkt, denn blühende Pflanzen eignen sich sehr schlecht dafür.

DÜNGERHINWEIS
Da kleine Pflanzen leichter anzubauen sind als große, sollten Sie während der Anbauphase (Woche 3 bis 5) nur geringe Mengen Stickstoff als Einzeldünger verwenden. Anderenfalls würden die Pflanzen unnötig hoch wachsen. Anfang bis Mitte der 6. Woche kann eine einmalige Düngung mit hydroponischem Stickstoffdünger erfolgen (1 bis 1,5 Milliliter auf 10 Liter Erde). Dadurch entwickeln die Pflanze vor der Blüte binnen kürzester Zeit mehr Blattmasse, was eine größere Erntemenge verspricht. Zudem wachsen die Pflanzen in kurzer Zeit auf eine adäquate Größe für die Blüte heran.

5.8 PIKIEREN

Der Vorgang des Pikierens ist schnell erklärt. Gehen Sie dabei wie folgt vor, um Verletzungen an Wurzeln oder Pflanzen zu vermeiden.

Nehmen Sie einen Topf. Legen Sie eine Hand flach auf den Erdboden und den Stiel zwischen die mittleren Finger. Drehen Sie mit der anderen Hand den Topf kopfüber. Verlagern Sie das Gewicht auf die untere Hand und ziehen Sie den Topf mit der anderen Hand mehrmals nach oben. Nach wenigen Versuchen löst sich der Topf von der Erde.

Stellen Sie alle Pflanzen zusammen, um mit den nächsten Schritten fortzufahren. Wurzeln sind lichtsensibel, daher müssen Sie schnell vorgehen. Nehmen Sie die großen Töpfe, füllen Sie diese etwa zur Hälfte mit Erde und geben Sie dann den Wurzelballen hinein. Bedecken Sie die Ränder der Töpfe mit Erde, sodass ein kleiner Hügel entsteht.

Stellen Sie die Töpfe nach dem Umtopfen wieder in den Zuchtraum oder Schrank, um sie sofort zu belichten. Lassen Sie die Pflanzen etwa 5 Stunden ruhen, um den Stress zu reduzieren. Die Blätter können herunterhängen, dies ist normal. Nach etwa 5 Stunden können Sie die Pflanzen erstmals wieder gießen. Der kleine Hügel senkt sich und wird zu einem lockeren Erdboden. Gießen Sie nicht zuviel, da das verhältnismäßig kleine Wurzelsystem das Wasser nicht aufsaugen kann und Staunässe entstehen könnte.

Pikieren ist mit Schmutz verbunden, daher empfiehlt es sich Handschuhe zu tragen und einen Teil des Vorgangs im Garten oder auf dem Balkon durchzuführen.

5.9 VERMEHRUNG ÜBER STECKLINGE

Hanf lässt sich über Stecklinge vermehren (Klonieren). Der Vorteil dieser Vermehrungsmethode liegt in der Möglichkeit eine bestimmte Pflanze beliebig oft zu reproduzieren. Nehmen wir an, Sie haben eine Pflanze mit unglaublich gutem Wachstumsverhalten und möchten diese auch nach der Ernte für den späteren Anbau behalten. Neben dieser Aussicht sparen Sie sich die ersten Wochen des Wachstums, was den Anbau vereinfacht und beschleunigt.

Vorraussetzungen für die Gewinnung von Stecklingen ist, dass die (weibliche) Mutterpflanze ab der 6. Internode etwa 18 Zentimeter lange Seitentriebe hat. Diese werden an einer bestimmten Stelle beschnitten. Das Schnittstück wird sofort im Wasser geparkt oder ins Bewurzelungsgel oder Pulver eingelegt. Danach wird der untere Teil in einen Torfquelltopf gesteckt. Dieser kommt in ein Minigewächshaus, in dem eine relative Luftfeuchtigkeit von mindestens 90 bis 95 Prozent herrscht, damit er Wurzeln bildet.

Während der Bewurzelungsphase muss die Pflanze die Feuchtigkeit aus der Luft aufnehmen können, weil sie sonst austrocknet und stirbt. Etwa 5 bis 12 Tage später sind die ersten weißen Wurzeln zu sehen. Pflanzen Sie den Steckling nun in einen kleinen Topf und stellen Sie ihn für weitere 5 Tage in ein Minigewächshaus. Reduzieren Sie nun allmählich die relative Luftfeuchtigkeit. Nach nur 2 bis 2,5 Wochen ist der Steckling fertig und Sie haben eine genetische Kopie der Mutterpflanze. Auf diese Weise lassen sich von nur einer Mutterpflanzen jeden Monat bis zu 100 Stecklinge herstellen.

Zum Klonieren können Sie das Gel-Präparat (Handelsname »Clonex«) verwenden oder die Schnittstücke in einer Wasserlösung parken, welches mit einem Bewurzelungshormon (Handelsname »Tabl. Rhizopon«) angereichert ist. Als dritte Variante können die frischen Schnittstücke mit einem speziellen Bewurzelungspulver (Handelsname »Rhizopon«) bepudert und zur Wurzelbildung eingepflanzt werden. Die Ergebnisse bei allen drei Methoden sind etwa gleich. Die Gel- und Pulver-Methoden sind jedoch bequemer.

Vorbereitung

Die Mutterpflanze wird vor Abnahme der Schnittstücke eine Woche lang nur mit (stickstoffarmen) Blütedünger gedüngt. Dies verbessert die Wurzelbildung der Stecklinge entscheidend. Zusätzlich können dem Gießwasser ein- bis zweimal geringe Mengen (1 bis 1,5 Milliliter) PK13/14 beigemischt werden.

Danach wird der Steckling sofort in ein Minigewächshaus überführt. Hier bleibt er bis zur Bewurzelung die nächsten 10 bis 12 Tage bei mäßigem Licht (Leuchtstoffröhre auf 60 Zentimeter Abstand) und 18 Stunden Beleuchtungsdauer pro Tag . Die optimale Temperatur beträgt 25 bis 26 Grad Celsius.

Die relative Luftfeuchtigkeit von etwa 90 Prozent erreichen Sie, indem Sie etwas Wasser auf den Boden gießen. Es sollte täglich gelüftet werden. Die Torfquelltöpfe dürfen nicht tropfnass, sondern nur gut befeuchtet sein.

Sobald die ersten Wurzeln sichtbar werden, muss der Wurzelballen in einen Topf mit Anzuchterde umgetopft und in einem Minigewächshaus weiterkultiviert werden. Die relative Luftfeuchtigkeit lässt sich nun durch Öffnen der Belüftungsluken auf etwa 60 bis 70 Prozent senken. Der Steckling sollte bei jedem Gießen etwas Wurzelstimulans erhalten.

Ab dem 2. Tag nach dem Pikieren sollte eine NDL zur Beleuchtung verwendet werden dies bei einer Entfernung von etwa 90 Zentimeter (400 Watt). Besonders gut eignen sich in dieser Phase auch Metall-Halogen-Leuchtmittel.

Ab dem 5. Tag kann der Steckling aus dem Minigewächshaus entfernt und normal kultiviert werden, bis er die gewünschte Größe erreicht. Dabei sollte zugleich der Abstand zum Beleuchtungsmittel auf etwa 55 Zentimeter angepasst werden.

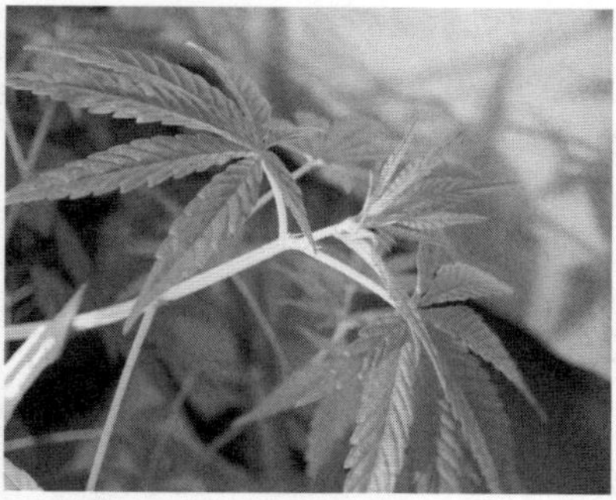

SCHRITT 1

Mit Hilfe eines Skalpells wird bei der Mutterpflanze ein Seitentrieb diagonal abgeschnitten. Die Länge des Schnittstücks sollte etwa 8 bis 12 Zentimeter betragen und 3 Nodien besitzen.

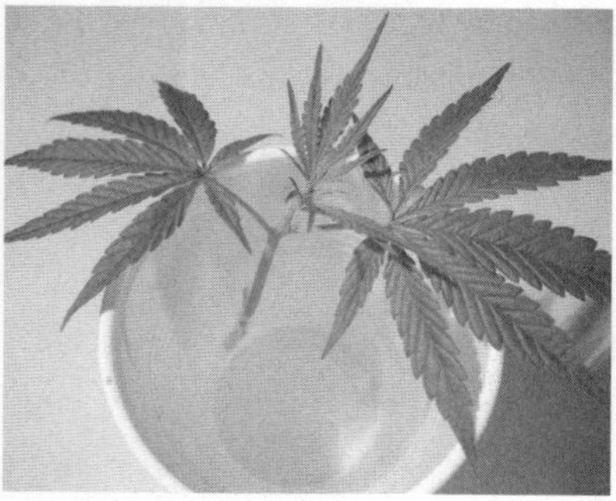

SCHRITT 2

Das Schnittstück wird sofort in ein mit Wasser gefülltes Glas gelegt, wo es etwa zwei Stunden verbleibt. Die seitlichen Blätter der untersten Nodie werden abgeschnitten.

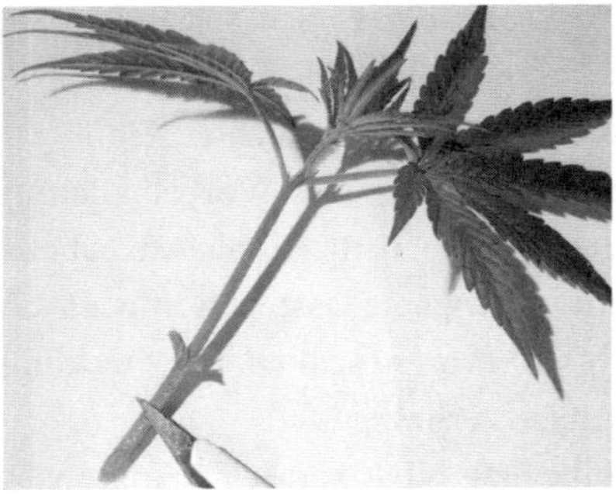

SCHRITT 3

Das Schnittstück wird nun aus dem Wasser genommen und nochmals mit einem Skalpell 3 Zentimeter unterhalb der Nodie diagonal beschnitten.

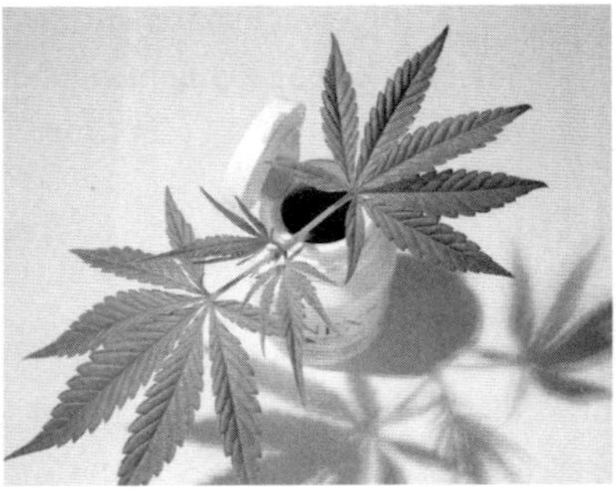

SCHRITT 4

Nun wird das etwa 3 Zentimeter lange Unterteil in ein Bewurzelungspräparat getaucht. Dieses beschleunigt die Bildung von Wurzeln. Empfehlenswert ist »CLONEX«. Es enthält IBA (indol butyric acid), ein zur Auxin-Gruppe gehörendes Phytohormon, das die Wurzelbildung anregt.

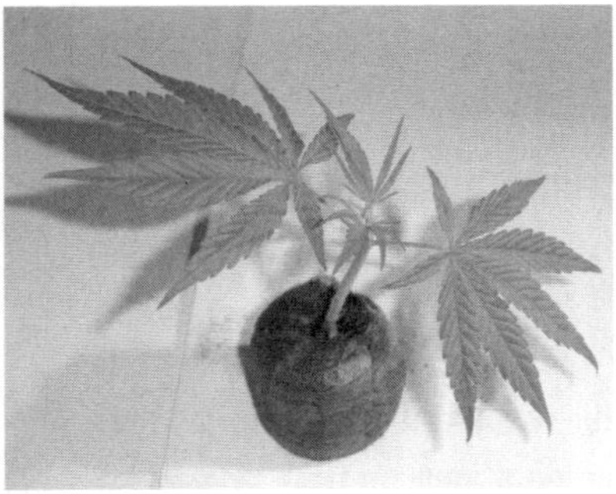

SCHRITT 5

Das mit dem Bewurzelungspräparat behandelte Schnittstück wird nun in ein Torfquelltopf gesteckt, wo es in den kommenden 10 bis 12 Tagen Wurzeln bildet.

5.10 VERMEHRUNG ÜBER SAMEN

Die Bildung von Samen ist die natürliche Form der Vermehrung. Während der Blüte (reproduktive Phase) wird eine weibliche Pflanze von den Pollen einer männlichen Pflanze bestäubt und bildet Samen aus. Diese wachsen zunächst als sichtbare, kleine, grüne Kügelchen in der Samentasche (Calyx) der weiblichen Pflanze heran. Die frühzeitige Braunfärbung der Fäden (Narben) deutet auf eine Befruchtung hin. Etwa 4 bis 6 Wochen nach der Bestäubung sind die Samen ausgereift und können geerntet werden. Reife Samen bilden verschiedenartig, bräunlich gefleckte Muster auf der Oberfläche. Ist dieser Zustand erreicht, können die Samen vorsichtig herausgenommen werden. Es sollte nicht zu früh geerntet werden, weil unreifes Saatgut eine schlechte Keimrate aufweist.

Da das Thema »Samenzucht« den Rahmen dieses Buches sprengen würde, möchte ich die wichtigsten Fakten kurz anschneiden. Grundsätzlich bedarf die Züchtung neuer Sorten einer mehrjährige Arbeit, die nur von professionellen Biologen durchgeführt werden kann. Außerdem muss ausreichend Platz für hunderte Pflanzen vorhanden sein, damit die Zuchtpflanzen nach bestimmten Kriterien selektiert werden können.

WISSENSWERTES FÜR EINFACHE ZUCHTVERSUCHE

- Zwitter können sowohl Blüten als auch Pollen produzieren. Wird eine zwittrige Pflanze durch sich selbst bestäubt, sind die heranwachsenden Samen unbrauchbar, da sämtliche nachfolgenden Generationen ebenfalls Zwitter werden und für die Herstellung von Marihuana ungeeignet sind.
- Durch Zwitter bestäubte Pflanzen sind ebenfalls ungeeignet, weil die nachfolgenden Generation und die darauffolgende eine hohe Neigung zur Zwitter-bildung tragen werden.
- Am besten funktioniert die Samenzucht mit stabilen beziehungsweise reinerbigen Sorten. Es sollten nur die gesündesten oder am kräftigsten wachsenden Pflanze verwendet werden. Dabei kann bei einer stabilen Sorte eine F1-Generation verwendet und beispielsweise mit einer »White Russian« (F1) mit einer »Afghani« (stabil) gekreuzt werden. Das Resultat wäre eine »White Russian x Afghani«, wobei das »x« für »gekreuzt mit« steht. Die entstehenden Pflanzen werden dann weiterselektiert.

- Zur Bestäubung reicht es aus, die männliche Pflanze in die Nähe der weiblichen zu bringen. Die Bestäubung läuft dann über die Luft. Bereits leichter Wind transportiert die mikroskopischen Pollen, die für eine Bestäubung sorgen. Bienen oder Insekten werden für diesen Vorgang nicht benötigt.
- Samenhersteller liefern auf ihrer Sortenbeschreibung meistens Informationen über den Ursprung der Sorten. So erfährt der Käufer, ob es sich um eine Hybridgeneration (F1) handelt oder nicht.
- Experimentieren ist unverzichtbar für ein gutes Ergebnis. Beispielsweise sollten zwei Wunschpflanzen miteinander gekreuzt und die daraus resultierenden Generationen selektiert werden, um diese wiederum mittels Klonverfahren zu reproduzieren.

06 | BLÜTE

6.1 EINLEITUNG DER BLÜTE

Die Einleitung der Blüte ist der Zeitpunkt, an dem die Pflanzen ausgewachsen sind und in die Blüte versetzt werden. Dies erfolgt, indem die Dauer der Beleuchtung von 17 bis 18 Stunden auf 12 Stunden reduziert wird. Die Pflanzen reagieren auf Veränderungen der Tages- und Nachtzeit. Wenn das Licht auf 12/12 umgestellt ist, wird den Pflanzen ein Jahreszeitenwechsel signalisiert und sie beginnen sich umzustellen. Abhängig von der Art (Indica etwa 10 Tage, Sativa 10 bis 20 Tage) stellt die Pflanze ihr Wachstum um und Blütentriebe beginnen zu sprießen. Etwa 10 bis 20 Tagen nach der Umstellung werden die Blüten sichtbar und weiße Fäden (Narben) treten zum Vorschein. Aus diesen Anfangsblüten bilden sich die späteren Blütenstände. Der Tag, an dem das Licht auf den 12-Stunden-Rhythmus umgestellt wird, gilt zugleich als erster Blütetag. Von diesem Tag an wird die restliche Blütedauer berechnet, über die in der Regel die Angaben auf der Samenpackung informieren.

Eine weitere Methode, die Pflanzen zum Blühen zu stimulieren, ist das Besprühen mit einer Lösung aus 1,5 Milliliter Baldrian-Extrakt auf 1 Liter Wasser. Das Besprühen sollte an fünf aufeinander folgenden Tagen und unabhängig von der Blütestimulans erfolgen.

Blütestimulans vom ersten Tag an erhöht den Ertrag und verbessert den Geschmack. Es sollte daher unbedingt mitbenutzt werden. Ein Booster empfiehlt sich, um eine weitere Ertragssteigerung zu erzielen. Die Nährstoffversorgung sollte nun auf einen Blütedünger umgestellt werden.

Im Ganzen erfordert die etwa zwei Monate dauernde Blüte einen vergleichsweise geringen Aufwand. Sie sollten in den ersten Blütewochen jedoch alle bisher geschlechtlich nicht sicher identifizierten Pflanzen genau beobachten und Ausschau nach männlichen Pflanzen halten. Ein Wechsel des Geschlechts zu einer Hermaphroditen ist ***jederzeit*** möglich.

BEMERKUNG
Bei der im Buch demonstrierten Zucht stellten sich 6 von 9 Pflanzen als weiblich heraus.

6.2 WOCHE 1 BIS 2

Mit Einleitung der Blüte stellen die Pflanzen ihr Wachstum um. Besonders in den ersten beiden Wochen gibt es einen starken Wachstumsschub. Der Lampenabstand muss daher angepasst werden, um Überhitzung zu vermeiden. Der Wasserkonsum nimmt deutlich zu, sodass die Pflanzen häufiger Wasser brauchen. Während der gesamten Blütezeit sollte die Pflanze ausschließlich morgens und nicht am Abend gegossen werden, weil dies die Luftfeuchtigkeit in der Nacht erhöhen würden und somit Schimmelgefahr besteht.

Die Düngung sollte immer mit einem Zusatz von Blütestimulans erfolgen. Dies hilft den Pflanzen bei der Bildung von Blüten und gibt ihnen einen zusätzlichen Reiz. Der Wuchs kann bei einzelnen Pflanzen von der homogenen Linie abweichen. Sollten einzelne Pflanzen zu klein wachsen, stellen Sie diese in die Mitte, um die Beleuchtung zu optimieren. Notfalls können Sie diese Pflanzen auf eine Getränkekiste stellen, um eine gleichmäßige Beleuchtung zu erreichen.

Häufig entstehen im unteren Bereich der Pflanzen Beleuchtungslücken. Setzen Sie in diesem Fall die bei der Aufzucht verwendete Energiesparlampe erneut ein und stellen Sie diese seitlich im Zuchtbereich auf. Für optimales Wachstum sollte das Düngerwasser einen EC-Wert von 1.8 bis 2.2 haben bei einem pH-Wert von etwa 6.8. Die Bewässerung muss mit zunehmender Größe der Pflanzen angemessen erhöht werden. Dabei gilt, dass die obersten Zentimeter Erde erst antrocknen müssen, bevor erneut gegossen wird. Etwa 20 Prozent des Gießwassers sollte in die Untertöpfe wieder auslaufen. Die Luftfeuchtigkeit sollte im Bereich von 40 bis 50 Prozent gehalten werden, um Schimmelwachstum zu vermeiden. Eine starke Luftbewegung mit einem Schwenkkopf-Ventilator ist daher notwendig.

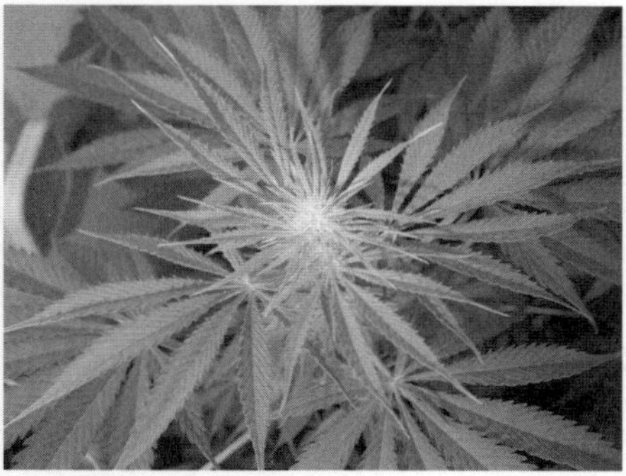

SensiStar am Ende der 2. Blütewoche.

→ TIPP

Um eine Versalzung der untersten Erdschichten zu vermeiden, spülen Sie den Untertopf einmal wöchentlich kurz ab und entfernen Sie die entstehende Salzkruste.

6.3 WOCHE 3 BIS 4

Unsere Pflanzen haben nun die ersten beiden Blütewochen hinter sich und werden nicht mehr viel wachsen. Bei reinerbigen Sativa-Sorten kann jedoch das Höhenwachstum noch wochenlang dauern. Die hier angebauten Sorten, eine reine Indica (Sensi Star) und eine Kreuzung aus Sativa- und Indica-Sorten (White Russian), haben ihr Höhenwachstum größtenteils beendet und bilden mit hoher Geschwindigkeit ihre Blüten aus.

Bei den meisten hochpotenten Sorten beginnt die Bildung der begehrten Harzdrüsen in der 3. bis 4. Woche. Das ist häufig auch der Zeitpunkt der ersten intensiven Geruchentwicklung. Die Pflanzen bilden in diesen Wochen die Ansätze für später wachsende Blütenstände. Überall, wo eine größere Anzahl weißer Härchen (Narben) sichtbar ist, kann mit weiterem Wachstum der Blüten gerechnet werden.

Aus diesem Grund sollten Sie bei langen Seitentrieben schauen, ob diese ausreichend beleuchtet werden, da die Blütenbildung an unbeleuchteten Ästen nur verhalten erfolgt und die Erntemenge sinkt. Häufig erhalten einzelne Äste durch die oberen Blattschichten unzureichend Licht. Diese Äste sollten Sie freilegen – aber keinesfalls die Blätter abschneiden. Sie können weit abstehende Äste auch besser beleuchten, indem Sie diese mit Wollfaden oder dünnem Gartendraht vorsichtig an den Stamm binden.

Was Sie in diesen sowie folgenden Wochen nicht abzuschrecken braucht, sind vergilbende Blätter. Die Pflanzen sind einjährig und nähern sich mit zunehmendem Alter dem Ende ihrer Lebenszeit. Meist treten gelbe und absterbende Blätter an den untersten Stellen der Pflanzen auf. Schneiden Sie diese ab, sobald sie vergilbt sind, und entsorgen Sie diese dann. Faulende Blätter auf der Erdoberfläche sind potenzielle Nahrung für Schimmelpilze.

Sollten verhäuft gelbe Blätter auftreten – auch in der Mitte der Pflanze – kann dies ein Zeichen für Nährstoffmangel sein. Häufig fehlen während der Blüte Phosphor, Kalium, Magnesium und Kalzium.

Etwa im Alter von 4 Wochen sind die Blüten soweit entwickelt, dass bereits die erste Gefahr von Schimmelpilz (meist Grauschimmel) besteht. Dies zu vermeiden ist denkbar einfach. Die Temperatur sollte während der Nacht nicht unter 20 Grad Celsius abfallen und eine rund um die Uhr Belüftung mittels Ventilator erfolgen. Die Luftfeuchtigkeit sollte während der gesamten Zeit unter 50 Prozent gehalten werden. Schimmel bildet sich nur an Stellen mit hoher Feuchtigkeit und mangelnder Belüftung.

Wir Hanfzüchter haben natürlich das Ziel, auch angesichts der Kosten, ein Maximum an Qualität und Erntemenge zu erzielen. Daher sollte jede Möglichkeit genutzt werden, um eine Optimierung der Zuchtanlage zu erreichen. Die Grenze liegt natürlich einerseits in der Genetik der einzelnen Sorten, aber großteils auch in den Fähigkeiten des Anbauers. Erhalten die Pflanzen zu wenig Nährstoffe, Wasser, Frischluft, Licht oder CO2, verlangsamen sie automatisch ihre Stoffwechselprozesse und liefern weniger Ertrag. Besonders die letzten 4 Blütewochen sind die wichtigste Zeit. In dieser Phase gibt es mehrere Wachstumsschübe, bei denen die Pflanzen besonders stark an Biomasse zulegen. Deshalb möchte ich nun einige Methoden aufführen, die eine Steigerung der Blütebildung zur Folge haben.

- Ab der 5. Woche beschleunigt sich in der Regel das Wachstum der Blüten stark und damit steigt auch der Nährstoffbedarf. Daher sollte das Gießwasser am Ende der 4. Blütewoche – mit Hilfe eines EC-Messgeräts – auf einen EC-Wert von 2.2 eingestellt werden, indem die Düngerkonzentration langsam erhöht wird.

- Der pH-Wert sollte mittels Phosphorsäure auf etwa 6.5 bis 7.0 stabilisiert werden. Säuren sollten aber nur langsam angewendet werden und nicht durch einmalige Gabe. Dies könnte eine Verbrennung der Wurzeln und Blätter zur Folge haben, was zum Wachstumsstopp oder gar zum Sterben der Pflanzen führen kann. Der pH-Wert sollte etwa 5 Minuten nach Auslaufen des Drainagewassers gemessen und alle 3 Tage vorsichtig weitergesenkt werden.
- Eine Luftfeuchtigkeit von etwa 30 bis 40 Prozent steigert die Harzproduktion, weil die Pflanze dadurch versucht ihre Blüten vor dem trockenem Klima zu schützen.
- Stellen Sie ihre Zeitschaltuhr so um, dass die Beleuchtungsdauer der Pflanzen von 12 Stunden um 15 Minuten erhöht wird. Untersuchungen haben gezeigt, dass ein Zusammenhang zwischen Beleuchtungsdauer und THC-Konzentration besteht.
- Passen Sie den Abstand zwischen Pflanzenspitze und Lampe so minimal wie möglich an. Bei guter Belüftung kann dieser sogar nur 40 Zentimeter betragen.

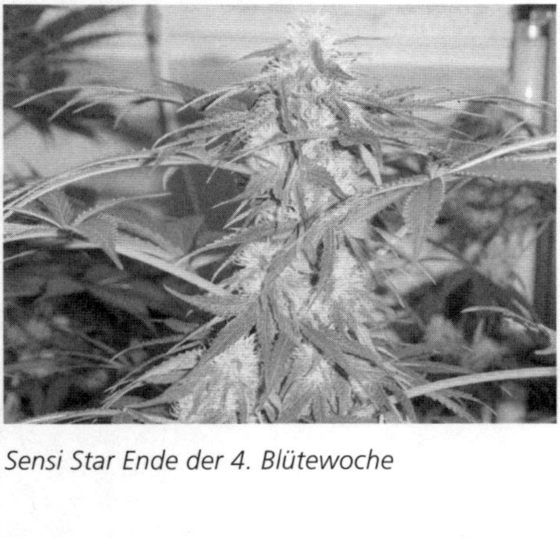

Sensi Star Ende der 4. Blütewoche

6.4 WOCHE 5 BIS 6

Mit dem Erreichen der 5. bis 6. Blütewoche ist der Großteil der Arbeit abgeschlossen. Die Pflanzen konzentrieren sich ausschließlich auf die Produktion der Blüten. Die Masse der sichtbaren Blüten steigert sich enorm.

In dieser Zeit benötigen die Pflanzen viel Wasser, frische Luft, Blütestimulans und Dünger. Insbesondere Phosphat und Kalium sollten den Pflanzen ausreichend bereitgestellt werden. In handelsüblichen Hanfblütedünger sind diese in angemessener Konzentration bereits vorhanden. Eine besonders starke und wirkungsvolle Düngerergänzung ist das Präparat PK13/14, das von verschiedenen Herstellern produziert wird. Es handelt sich hierbei um einen Mineraldünger, der etwa 3 Wochen vor der Ernte eingesetzt wird, um die Blütenbildung explosionsartig zu steigern. Dieser Dünger ist hocheffektiv, birgt allerdings Risiken, die dem Anfänger die gesamte Ernte verderben könnten. PK13/14 sollte über 4 bis 5 Tage verteilt bei einer Dosierung von 0,3 bis 1 Milliliter pro Liter Gießwasser verwandt werden. Wobei die ersteren Werte im Allgemeinen gute Einstiegswerte sind. Andere Dünger sollten während dieser Zeit nicht angewandt werden, weil sonst der EC-Wert zu stark ansteigen kann. Eine Überwachung des EC-Werts mit einem Testgerät wird dringend empfohlen. Ferner werden die Pflanzen aber auch mit normalem Blühdünger prächtig wachsen und viele Blüten bilden.

Achten Sie auf die Anzahl der braun-orange gewordenen Narben, die vorher weiß waren. Diese sind ein Indikator für den fortschreitenden Reifeprozess. Treten an einigen Bereichen besonders viele weiße Narben auf, findet dort ein starkes Blütenwachstum statt. Dies ist ein gutes Zeichen.

Zusätzlich können Sie kleine Gießpausen von etwa 24 Stunden einlegen. Diese fördern einerseits die bessere Durchlüftung der Wurzeln und regen andererseits die Aussonderung von Harz an. 1 bis 2 Trockentage pro Woche reichen aus.

Wie in den vorherigen Wochen, sollten Sie auch jetzt für intensive Belüftung mittels Ventilator und für eine Luftfeuchtigkeit von unter 50 Prozent sorgen.

Je näher die Pflanzen sich dem Ende der Blüte nähern, desto niedriger sollten Sie die Luftfeuchtigkeit halten. Das erreichen Sie durch Reduktion der Gießmenge, gute Belüftung und starken Wind.

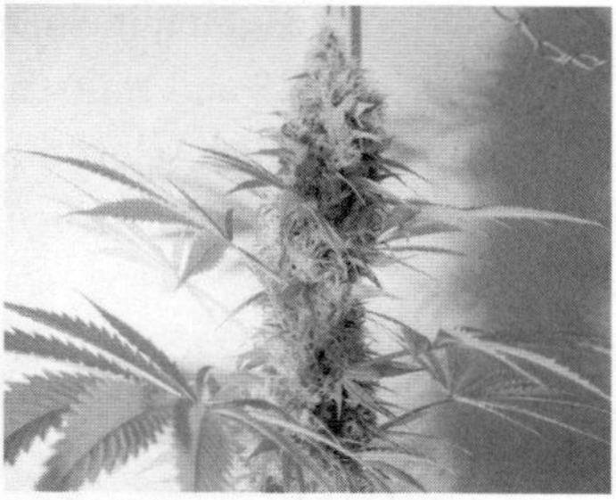

SensiStar Ende der 6. Blütewoche mit einer 28 Zentimeter langen Cola.

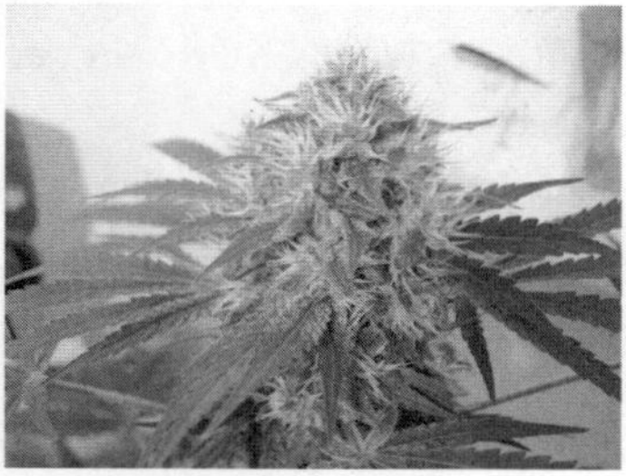

White Russian Ende der 6. Blütewoche. Gut zu erkennen sind viele neue Triebansätze, die in verschiedene Richtungen wachsen, und die Harzdrüsen an den Blättern.

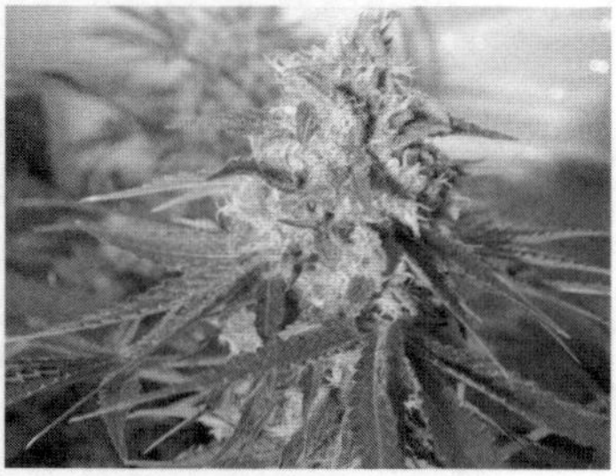

White Russian im gleichen Alter mit kompakterem Blütenwuchs und guter Harzbildung.

6.5 ERNTEZEITPUNKT

Wie Sie bereits wissen, haben die gezüchteten Hanfsorten unterschiedliche Bedürfnisse und kann insbesondere die Dauer der Blüte unterschiedlich lang sein. Daran muss sich jeder Züchter orientieren und anhand bestimmter Merkmale herausfinden, wann seine Pflanzen reif für die Ernte sind.

Bei der in diesem Buch demonstrierten Zucht werden zwei unterschiedliche Sorten gezüchtet, die Sensi Star mit einer vom Samenhersteller angegebenen Blütedauer von 55 bis 60 Tagen und die Sorte White Russian mit einer angegebenen Blütedauer von 65 bis 75 Tagen. Aus diesem Grund müssen wir uns sowohl auf die Angaben vom Hersteller verlassen als auch selbst die Pflanzen beobachten. Es kann durchaus sein, dass eine Pflanze 2 Wochen länger oder weniger braucht.

Damit wir den optimalen Erntezeitpunkt festlegen können, haben wir einige Merkmale, auf die wir besonders achten müssen.

ERNTEREGEL 1

Mit Ausnahme von reinen Sativa Sorten gilt die Regel: Wenn 75 Prozent der Narben der gesamten Pflanze braun sind, muss geerntet werden.

Das ist ein exzellenter Leitsatz. Das Problem jedoch ist, dass wir nicht monatelang unsere Pflanzen großziehen wollen, um sie am Schluss möglicherweise zum falschen Zeitpunkt zu ernten. Also brauchen wir einen weiteren Indikator, der präziser ist und an dem wir ganz genau erkennen können, wann unsere Blüten fertig sind. Dazu möchte ich eine kurze Erklärung machen:

Während der gesamten Blütezeit wird Delta-9 Tetrahydrocannabinol-Säure (THCS) gebildet, jedoch ist diese nur eine von vielen Cannabinoiden. Die klassische Rauschwirkung entsteht durch THC. Andere Cannabinoide, wie zum Beispiel CBD, CBN, CBG und CBC, haben eine gegenseitige Wechselwirkung. Somit ist die Wirkung des Endprodukts vom Erntezeitpunkt und von der Sorte abhängig. Nun liegen diese Nebenerzeugnisse und Abbauprodukte während einer bestimmten Zeitspanne in geringer Konzentration vor. Ab einem bestimmten Zeitpunkt wird unter anderem die Umwandlung von THCS in CBN stark beschleunigt. Wenn zum Beispiel eine Pflanze 2 Wochen über dem Erntezeitpunkt weiterblüht, geht die Menge der enthaltenen THCS verloren. Das Resultat wäre, dass nach dem Konsum statt einem Rauschzustand eine dumpfe und einschläfernde Wirkung, ähnlich eines leichten Schlafmittels, spürbar wäre.

Das Problem ist, dass der erreichte THCS-Höhepunkt in den letzten Wochen der Blüte nur ein Zeitfenster von etwa 10 Tagen hat und danach ein rascher Abbau beginnt. Patienten mit Schlafstörungen könnten dieses pflanzliche Schlafmittel natürlich besonders erfreulich finden, weil sie von überreifen Cannabisblüten sehr schnell müde werden und auf chemische Schlafmittel verzichten könnten.

Wir wollen jedoch den »THC Peak« erreichen, wenn möglichst wenig CBN und CBD vorhanden sind. Dafür gibt es zwei weitere Methoden, für die wir lediglich eine Lupe mit etwa 30facher Vergrößerung benötigen. Betrachten Sie mit solch einer Lupe die Harztröpfchen Ihrer Pflanzen, die besonders gut in Dunkelheit bei weißem Taschenlampenlicht zu sehen sind und gut reflektieren. Machen Sie das am besten zum Anfang der 7. Blütewoche, damit Sie sehen können, wie die klaren, durchsichtigen und funkelnden Harztröpfchen aussehen. In den kommenden Wochen wird sich eine Harztrübung einstellen. Zudem werden die Samentaschen (Calyx) anschwellen. Das sind jene kleine Blätter, aus denen bisher die Narben wuchsen und bei einer bestäubten Pflanze die Samen heranwachsen.

ERNTEREGEL 2

Durch das Anschwellen der unzähligen Samentaschen erhöht sich der Umfang der Blüten schlagartig. Nun ist das erste Zeichen die Harztrübung genauer zu beobachten. Die Trübung erfolgt in mehreren Stufen.

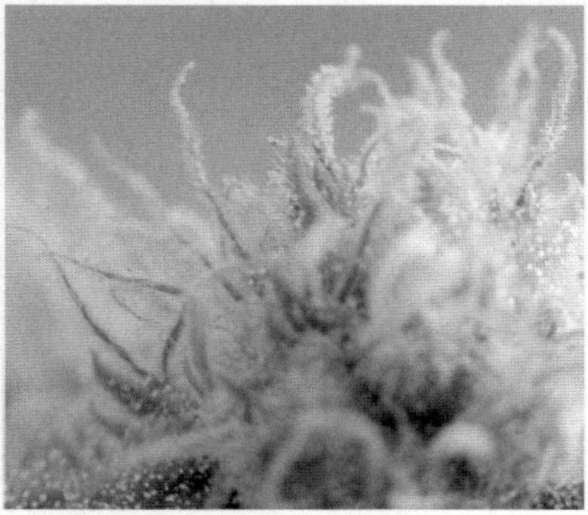

Kristallklare Harztröpfchen ohne Trübung.

- In der ersten Stufe legt sich über die bisher kristallklaren Harztröpfchen eine leichte Trübung. Zu diesem Zeitpunkt ist die Wirkung der Pflanze noch nicht auf ihrem Höhepunkt angelangt. Die CBD- und CBN-Konzentrationen sind noch relativ niedrig. Somit kann noch nicht mit intensiven körperlichen Wirkungen gerechnet werden, vielmehr mit einem psychischen High durch die besonders hohe THC-Menge.

– In der zweiten Stufe sind die Harztröpfchen milchigtrübe verfärbt. Sobald die zweite Stufe beginnt, können die Pflanzen noch etwa 1 bis 2 Tage weiterblühen. Dann müssen Sie die Pflanze 24 Stunden ohne Wasser in absoluter Dunkelheit stehen lassen, bevor Sie die erntereifen Pflanzen von Blättern befreien, abschneiden und aufhängen. Durch Verzögerung des Erntetermins nach Eintreten der milchigen Harztrübung sinkt das THC und erhöht sich die Menge anderer Cannabinoide. Eine Verzögerung der Ernte um wenige Tage kann besonders bei Indica-Sorten das besonders charakteristische »stoned« bewirken, das jedoch oft unangenehm ist, da es sämtliche körperlichen Kräfte raubt.

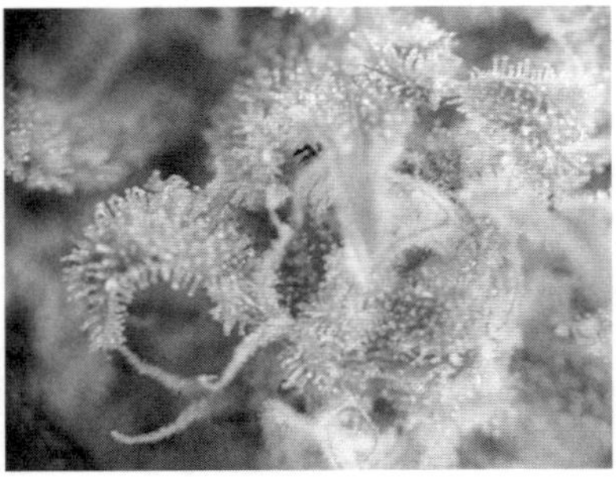
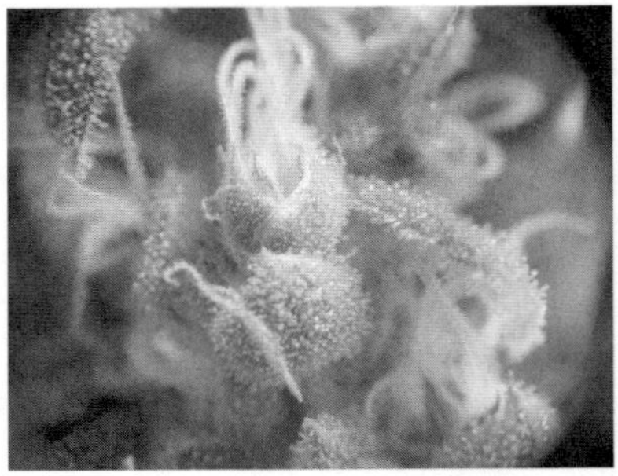

Einzelne Blüten, bedeckt von einer milchig-trüben Harzschicht bei unterschiedlicher Beleuchtung. Die Pflanze ist erntereif.

Wichtig ist, dass etwa 14 Tage vor dem vermutlichem Erntetermin den Pflanzen nur noch reines Wasser zugeführt wird. Auf diese Weise wird die Erde von Rückständen verschiedener Stoffe ausgewaschen und liefert die Pflanze düngerfreies Material. Gedüngtes Marihuana verursacht oft Kopfschmerzen und hat einen kratzenden Rauch. Eine weitere Verbesserung bringt die Reduzierung der Beleuchtungsdauer etwa 14 Tage vor dem ungefährem Erntetag. In dieser Phase ist eine Beleuchtungszeit von 10 bis 11 Stunden ideal. Licht ist einer der Umwelteinflüsse, die zur Zerstörung von THC beitragen. Eine verringerte Lichtdauer reduziert die Zerstörung von Cannabinoiden und liefert potenteres Cannabis. Durch die längere Dunkelphase ist es zudem möglich, die Temperatur niedriger zu halten, was die Verdampfung anderer ätherischer Öle mindert und dem Cannabis einen besseren Geschmack verleiht.

ERNTEREGEL 3

Parallel zur Veränderung der Harzfarbe, verändert sich auch die Form der Drüsen (Trichome). Cannabis besitzt vier Arten von Drüsen, die unterschiedliche Funktionen erfüllen, wie das Abwehren von Pilzen, Schädlingen, UV-B-Sonnenstrahlung zum Schutz der Zellen und anderen Umwelteinflüssen.

Unter einer 30fachen Vergrößerung sind auf der Oberseite von Blüten und Blättern drei Drüsenarten zu erkennen.

Typ 1 – Gestielte Drüsen mit einem langen Stiel und einem Harztropfen obendrauf. Diese Art ist für die Ernte relevant, weil in ihnen das meiste THC gebildet wird. Auf diesen Typ von Drüsen bezieht sich Ernteregel 2. Werden diese Drüsen milchigtrübe, muss innerhalb weniger Tage geerntet werden. Sie sollten abwarten, bis die Harztropfen auf den Stielen groß und rund geworden sind und eine hohe Dichte an Drüsen gebildet wurde. Bei beginnender Trübung sollten Sie für beste Resultate gemäß Ernteregel 2 ernten.

Typ 2 – Drüsen mit sessilem Kopf haben einen überproportional großen Kopf, der auf einem sehr kurzem Stiel wächst. Dieser Drüsentyp ist bereits am Anfang der Wachstumsphase vorhanden und dient dem Schutz der Pflanze.

Erkennbar ist dieser Typ in der vegetativen Phase, wenn sich auf den Pflanzen sehr kleine, glitzernde Punkte zeigen.

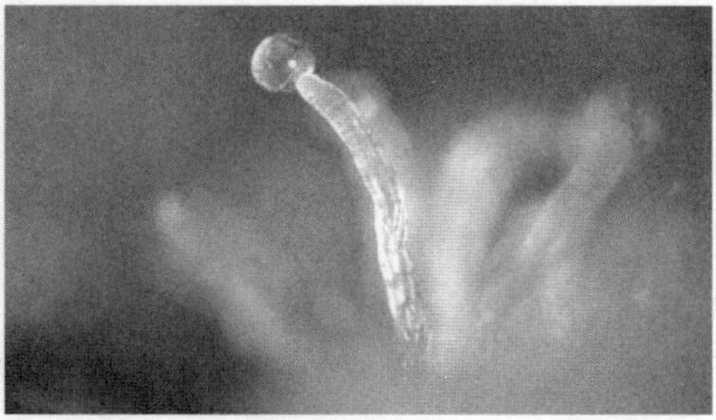

Typ 1, Drüse im Wachstum mit klarem Harz.

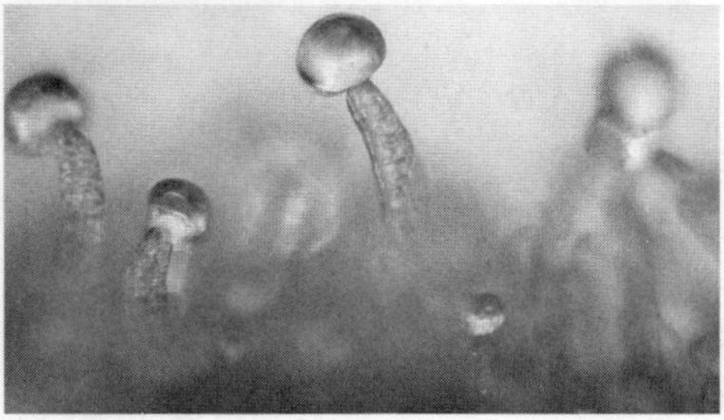

Typ 1, Drüse mit kristallklarem Harz.

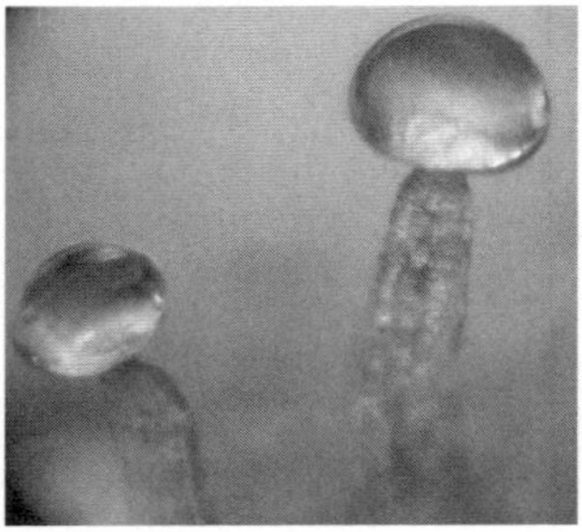

Zwei Drüsen verschiedener Art. Die hohe Drüse ist Typ 1.

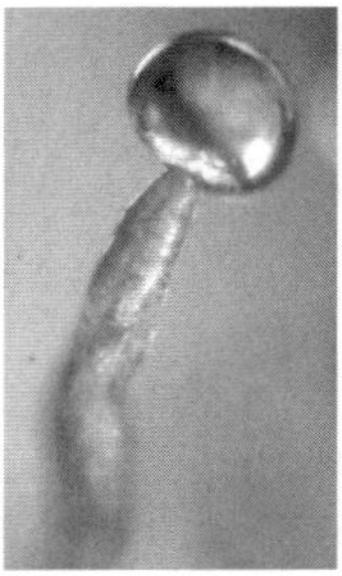

Eine beinahe reife Drüse bei 225facher Vergrößerung.

Typ 3 – Kugelige Drüsen besitzen keinen Stiel und sind völlig durchsichtig. Sie ähneln kleinen Kügelchen. Auch diese Drüsen sind mit Beginn der vegetativen Phase zu finden Für die Ernte ist nur Typ 1 interessant. Daher sollten diese Drüsen die Oberfläche der Blüten zahlreich bedecken und einen großen Drüsenkopf ausbilden. Beginnen sich die gestielten Harzdrüsen an verschiedenen Stellen der Pflanze trüb zu verfärben, ist sie erntereif.

PROBERAUCHEN

Prinzipiell empfiehlt es sich während der letzten 1 bis 2 Wochen alle 4 bis 5 Tage einen kleinen Teil einer Blüte abzuschneiden und diese Probe zu rauchen. Dieses Verfahren vermittelt den genauesten Eindruck über den Reifezustand des Krauts. Um eine schnelle Trocknung zu erreichen, wird das Schnittstück in Aluminiumfolie leicht verpackt und für etwa eine Stunde im Backofen bei 60 Grad Celsius getrocknet. Bedenken Sie, dass sich dabei alle Geruchsstoffe verflüchtigen und der Geschmack nicht dem tatsächlichen entspricht. Konzentrieren Sie sich auf die Wirkung.

→ TIPP FÜR DIE MEDIZINISCHE VERWENDUNG VON CANNABIS

Sollten Sie an einer rein medizinischen Wirkung, beispielsweise an einer schmerzlindernden, schlafanstoßenden oder beruhigenden, interessiert sein, so lassen Sie die Pflanze nach Eintreten der ersten Harztrübung etwa 7 Tage weiterwachsen. Durch diese Verlängerung sinkt die THC-Menge leicht und nehmen die für medizinische Zwecke besonders wichtigen Cannabinoide zu.

07 | PRÄVENTION, KRANKHEITEN, NÄHRSTOFFPROBLEME

7.1 PRÄVENTION FÜR GESUNDES WACHSTUM

Ähnlich wie bei allen Lebensformen auf unserem Planet, haben auch Pflanzen natürliche Feinde. In der Natur herrscht ein strenges Gleichgewicht, das sich innerhalb von Millionen von Jahren durch die biologische Evolution stabilisierte. Jede Lebensform entwickelte Abwehrmechanismen, um sich gegen Angreifer zu verteidigen. Diese wirken auf unterschiedliche Weise, wie zum Beispiel Giftstoffe, die Angreifer vergiften und somit abwehren. Sollte sich beispielsweise eine Schädlingsart besonders stark ausbreiten, reagiert das ökologische Gleichgewicht mit einem Anstieg der natürlichen Feinde. Wenn eine Region durch einen bestimmten Schädling besonders stark befallen wird, bedeutet es zur selben Zeit, dass sich dem natürlichen Feind ein riesiges Futtervorkommen erschließt. Die direkte Folge ist die Erhöhung seiner Population, um diese Futterressource für sich zu erschließen. Das Ende ist das wiederhergestellte Gleichgewicht der Region. Natürlich sind solche biologischen Kettenreaktionen in einer ganzen Nahrungspyramide von aufeinander folgenden Prozessen zusammenzufassen, jedoch zeigt dieses Beispiel, was passieren kann, wenn solche natürlichen Feinde fehlen: Die epidemieartige Ausbreitung eines einzelnen Schädlings.

Pflanzen können aber nicht nur durch externe Angriffe zu Schaden kommen, sondern auch durch falsches Klima, Nährstoffversorgung oder zu starke Sonneneinstrahlung. Auch die Erde muss gesund sein, so gibt es Erdkrankheiten, die Wurzeln befallen, sodass die Pflanze scheinbar grundlos eingeht. Das Medium Erde versorgt die Wurzeln der Pflanzen mit allen benötigten Nährstoffen und den lebensnotwendigen Elementen Sauerstoff und Wasser. Alle Organismen in der Erde benötigen Sauerstoff. Ohne Sauerstoff ist kein Leben möglich und wäre die Erde tot. Bei Hanf führen unter anderem »nasse Füße«, also permanenter Wasserstau im Erdboden, zum Herunterhängen der Blätter, weil die Wurzeln keine Luft erhalten und kaum Nährstoffe aufnehmen können, sodass die Pflanze von der Versorgung getrennt wird.

Die nächste Stufe wäre das Absterben der unteren Wurzelbereiche und danach die Fäulnis, die sich im schlimmsten Fall über den gesamten Wurzelbereich ausbreiten kann. Im natürlichen Erdboden gibt es verschiedene Sedimentsschichten, die eine Fäulnis durch Versickern des Wassers meist unmöglich machen.

Es grenzt fast an ein Wunder, dass Pflanzen in einem geschlossenem Raum oder sogar Schrank unter Kunstlicht wachsen. Ein Zuchtraum oder Schrank bietet keinerlei biologisches Gleichgewicht und ist eine Monokultur (das heißt, es wächst nur eine Art). Hanf hat zur Freude der Züchter eine sehr hohe Widerstandsfähigkeit gegenüber Schädlingen. Dies alleine schützt jedoch nicht, zumal in der vegetativen Wachstumsphase noch nicht alle Typen der schützenden Harzdrüsen ausgebildet sind. Damit das Hanf bei der Zucht in einem biologisch inaktivem System einen Schädlingsbefall überstehen kann, sollten Sie sich möglichst dicht an den Idealbedingungen orientieren.

Hilfreich für einen gesunden Erdboden ist der Pilz Trichoderma harzianum. Er dominiert gegenüber anderen Pilzstämmen und verdrängt diese. Durch seine Symbiose mit der Fauna des Erdbodens schützt er Pflanzen vor schädlichen Pilzen und Fäulnisprozessen. Seine symbiotische Wirkung stärkt die Wurzeln, verbessert die Balance der Erde und entzieht schädlichen Pilzen und Organismen die Nahrungsgrundlage.

Aber auch Regenwürmer sind hilfreich, um ein dauerhaft gutes Bodenklima zu gewährleisten. So kann bereits 1 sehr kleiner Regenwurm einen etwa 10 bis 15 Liter großen Topf völlig durchwühlen und in der Erde Luftkanäle schaffen, über die Sauerstoff in den Boden eindringt. Faule Reste wie absterbende Wurzeln und andere organische Reste, die oft bei Humuserde noch vorzufinden sind, werden gefressen und als nährstoffreicher Wurmmist zeitnah ausgeschieden. Mit diesen natürlichen Helfern können Sie nichts falsch machen und stärken Sie die Pflanzen an der Wurzel.

Ein weiteres hocheffektives Mittel, das seit über 500 Jahren in Indien gegen Schädlinge verwendet wird, ist das aus den Samen des Nehmbaums gewonnene Öl. Ein bewährtes Handelspräparat ist »Celaflor Neem«.

Nehmöl wirkt als Kontaktmittel und systemisch. Das bedeutet, wird eine durch Schädlinge befallene Pflanze mit einer Nehmöllösung besprüht, sterben die Schädlinge beim Kontakt mit dieser Lösung ab. Systemisch bedeutet, dass die Wirkstoffe des Öls durch die Pflanze aufgenommen werden. Sollten später erneut Schädlinge eine Pflanze befallen, werden diese kurze Zeit später durch die Aufnahme der Wirkstoffe abgetötet. Daher ist es empfehlenswert etwa im dreiwöchigem Abstand die Pflanzen prophylaktisch mit einer Lösung zu besprühen. Das erfordert nur wenige Minuten Arbeit, schützt aber den Anbau enorm.

Der Wurzelbereich lässt sich ebenfalls durch gelegentliches Gießen mit dem Öl vor Krankheiten schützen. Für die Zubereitung einer Spritzlösung mischen Sie 2 bis 3 Milliliter Nehmöl auf 1 Liter etwa 30 Grad Celsius warmes Wasser und schütteln es kurz, bis es gut vermischt ist. Sollte das Öl in der Packung etwas erhärtet sein, legen Sie es einige Minuten auf eine warme Fläche. Etwa 4 Wochen vor der Ernte sollten Sie die Pflanzen nicht mehr besprühen.

7.2 SCHÄDLINGE

Häufig geschieht es, dass das gleiche Krankheitsbild auf unterschiedliche Erkrankungen hinweist. In diesem Fall ist es ratsam, genau zu überlegen, wo möglicherweise ein Pflegefehler begangen wurde oder was die Pflanzen zuletzt erhalten haben, zum Beispiel eine pH-Korrektur in Form von Säuren. Des Weiteren sollten die Pflanzen auf Schädlinge untersucht werden, da auch sie plötzliche Veränderungen verursachen können. Zur Früherkennung können Sie Leimtafeln verwenden, die bereit am Anfang einer Schädlingserkrankung anzeigen, dass eine Ausbreitung bevorsteht.

HINWEIS
Grundsätzlich sollten Sie nach der 4. Blütewoche nur natürliche Fressfeinde zur Schädlingsbekämpfung einsetzen.

SPINNMILBEN

Symptom: Spontan absterbende Blätter, oft ein feiner, silberner Glanz. Auf der Blattunterseite sind winzige 0,5 Millimeter kleine spinnenartige Tiere sichtbar, oft nur als kleine schwarze Punkte erkennbar. Die kranken Blätter sind häufig umspannt von einem feinen Spinnennetz, auf dem viele Tiere sichtbar sind. Auf scheinbar gesunden Blättern entstehen plötzlich viele kleine Punkte und gelbe Stellen an Blatträndern. Zur sicheren Identifikation des Spinnennetzes eignet sich das Besprühen mit Wasser. Sollten Wassertropfen sichtbar sein, handelt es sich um ein Spinnennetz. Besonders die Triebsspitzen sind bei forschreitendem Befall von einem dichten Spinnennetz bedeckt und sterben ab.

Beschreibung: Spinnmilben müssen zu den gefährlichen Schädlingen gezählt werden, da die betroffene Pflanze bei Nichtbehandlung oft stirbt und Spinnmilben in all ihren Entwicklungsstadien (Eier, Larven und adulte Tiere) sehr überlebensfähig sind. Die Körperfarbe unterscheidet sich abhängig von der Art zwischen rot, grün und gelblich bis weiß.

Spinnmilben befallen auch benachbarte Pflanzen, somit ist ein Massenausbruch sehr wahrscheinlich.

Heilung: Die Heilung gestaltet sich aufgrund der Entwicklungsstadien problematisch. In erster Linie muss die Population reduziert werden. Hierzu wird die Pflanze unter einem Wasserstrahl geduscht, um die Spinnmilben abzuwaschen. Die gesamte Pflanze, insbesondere die Triebsspitzen und Blattunterseiten wird nass gesprüht, damit alle lebenden Tiere sowie Eier erfasst werden.

Wegen Schimmelgefahr kann dieser Vorgang jedoch nur in der vegetativen Phase oder in der frühen Blüte erfolgen. Nach dem Abduschen der Pflanzen wird ein natürliches Gegenmittel angewendet. Geeignet sind Präparate auf der Grundlage von Kaliumsalzen, natürlicher Fettsäuren, Rapsölpräparate sowie Nehmöl. Die Behandlung erfolgt zunächst wie vom Hersteller beschrieben. Wegen der Eier- und Larvenstadien der Schädlinge ist die Behandlung wöchentlich zu wiederholen – maximal 4 Behandlungen.

Es eignen sich auch natürliche Fressfeinde wie Amblyseius Californicus und Phytoseilus Persimilis. Diese können in guten Growshops, sowie Gartencentern erworben werden.

Häufigkeit: Häufig.

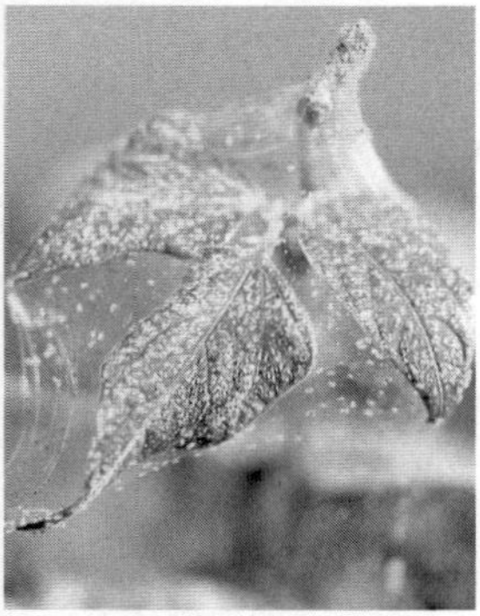

Spinnmilbenbefall mit einem Spinnennetz, die hellen Pünktchen sind die Spinnmilben. Quelle: Neudorff.de

BLATTLÄUSE

Symptom: Auf der Unterseite der Blätter sind artenabhängig schwarze, orange oder grüne Tierchen sichtbar. Oft bilden sie kleine Kolonien entlang der Blattgefäße. Der ovalförmige Körper hat eine Größe von etwa 2 Millimeter.

Beschreibung: Blattläuse gehören zu den weniger gefährlichen Schädlingen für Hanf, weil ihre Verbreitung und ihr Schaden mäßig sind. Sie ernähren sich wie andere saugende Insekten, indem sie von den Blattgefäßen Pflanzensaft saugen. Erst bei massivem Befall oder bei sehr jungen Pflanzen führt dies zu Schäden an der Pflanze. Die Behandlung sollte sofort nach Feststellung erfolgen.

Heilung: Die befallene Pflanze wird zuerst mit einem Wasserstrahl von den Blattläusen abgewaschen. Wegen Schimmelgefahr kann dieser Vorgang jedoch nur in der vegetativen Phase oder in der frühen Blüte erfolgen. Nach dem Abwaschen der Pflanzen folgt eine Behandlung mit einem natürlichen Bekämpfungsmittel auf Grundlage von Kaliumsalzen, Rapsölpräparaten und Nehmbaumöl. Diese Präparate wirken aber nur bei direktem Kontakt, daher muss die gesamte Pflanze gründlich eingesprüht werden. Die Alternativmethode bieten natürliche Feinde wie Blattläuse und Marienkäfern sowie deren Larven. Diese sind manchmal schwer zu erhalten und nur in großer Menge. Sollten Sie Marienkäferlarven in kleiner Menge kaufen, setzen Sie dise auf den Pflanzen frei. Die Marienkäfer und ihre Larven fressen die Blattläuse und verlassen die Pflanzen, sobald kein weiteres Futter mehr zur Verfügung steht.

Häufigkeit: Selten.

MINIERFLIEGENLARVEN

Symptom: Die Blätter weisen helle Gänge im Inneren auf. Mit einer Lupe ist eine kleine Larve in der Mitte des Blattes erkennbar.

Beschreibung: Die Minierfliege tritt relativ selten auf, dabei legt sie ihre Larven in das Blattinnere ab. Die heranwachsenden Larven bauen dann kleine Gänge durch die Blätter, von denen sie sich ernähren.

Heilung: Die fingerförmige Form von Hanfblättern erlaubt es Einzelteile des betroffenen Blattes abzuschneiden und zu entsorgen. Der Rest des Blattes muss nicht abgeschnitten werden.

Häufigkeit: Selten.

THRIPSE

Symptom: Den Pflanzen ist keine Erkrankung anzusehen, bis auf spontan auftretende schwarz-braune Punkte. Oft sind silbrig scheinende Stellen an den Blättern sichtbar. Auf der Blattunterseite sind in Rillen und anderen Unebenheiten der Blätter, winzige, nur 1 Millimeter kleine und dünne Tiere zu sehen. Ihre Farbe ist grün bis dunkelbraun. Sie verwenden ihre Farbe und den dünnen Körper dazu, sich vor Fressfeinden zu tarnen.

Beschreibung: Thripse stellen eine große Gefahr für die befallenen Pflanzen dar. Innerhalb kurzer Zeit können sie sich über die gesamte Pflanze verbreiten und Schäden anrichten. Ähnlich wie andere saugende Insekten, ernähren sie sich vom angezapften Pflanzensaft. Sobald ein Befall festgestellt wurde, muss reagiert werden.

Heilung: Die befallene Pflanze wird zuerst mit einem Wasserstrahl von den Thripsen abgewaschen. Dieser Vorgang kann wegen Schimmelgefahr jedoch nur in der vegetativen Phase oder in der frühen Blüte erfolgen. Besonders die Unterseite der Blätter muss gut abgewaschen werden, weil dort die meisten Thripse leben. Nach der Dusche muss ein Mittel angewendet werden.

Thripse sind nicht sonderlich widerstandfähig. Aus diesem Grund reicht eine Behandlung von nur 2 bis 3 Wochen aus. Präparate auf Basis von Nehmöl eignen sich hervorragend zur Bekämpfung von Thripsen. Nehmölpräparate können auch auf bis zu 4 Wochen alten blühenden Pflanzen angewendet werden und sind nicht schädlich.

Zur Früherkennung von Thripsen gibt es spezielle blaue Leimtafeln.

Aufgrund der verhältnismäßig geringen Anzahl von nutzbaren Pestiziden eignen sich natürliche Feinde zur Bekämpfung von Thripsen. Diese sind die Florfliege (Chrysoperla Carnea), die Raubwanze (Orius majusculus), und die Raubmilbe (Amblyseius cucumeris).

Häufigkeit: Mittelmäßig.

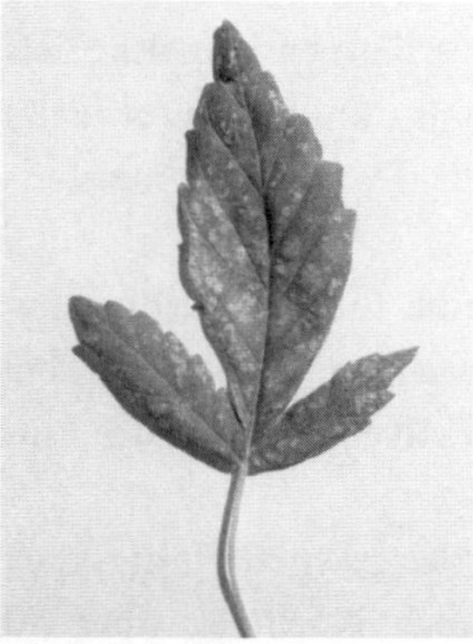

Ein junges und durch Thripse befallenes Blatt.

TRAUERMÜCKEN

Symptom: Kleine, schwarze Fliegen, welche sich an der Oberfläche der Erde aufhalten. An den Pflanzen sind keine Schäden feststellbar.

Beschreibung: Diese Insekten legen ihre Eier in der Erde ab. Die Larven wachsen im Erdboden heran und verlassen dann die Erde. Während der Entwicklung ernähren sich Trauermückenlarven von den Haarwurzeln der Pflanzen.

Heilung: Ein aktives Gegenmittel wie Fliegensprays und ähnliches sollte auf keinen Fall angewendet werden, weil es nur eine temporäre Lösung bringen würde und die Pflanzen vergiften könnte.

Die effektivste Behandlungsmethode sind Nematoden (Steinernema feltiae), die die Brut fressen und rasch zu einer Populationssenkung der Trauermücken beitragen. Um gegen die Larven vorzugehen, kann die Erde auch mit etwas Nehmöl begossen werden.

Zur Früherkennung eignen sich Gelbtafeln.

Häufigkeit: Häufig.

GRAUSCHIMMEL »BUDROT« (BOTRYTIS)

Symptom: Von den Blüten der heranreifenden Pflanzen ist ein spezifischer süßlich-fauler Geruch wahrnehmbar. Einzelne aus den Blütenständen herauswachsende Blätter sehen krank aus und lassen sich ohne Kraft herausziehen, weil sie am Ansatz faulen. Werden die Blütenstände mit den Händen leicht zur Seite gebogen, ist Schimmel deutlich sichtbar. Er verläuft entlang des Stiels und verbreitet sich von innen nach außen. Ein grau bis dunkles Mycel (Pelz) überdeckt das Innere, das bereits neue Blüten befällt. Der Stiel ist meistens schwärzlich und vergammelt.

Beschreibung: Wie die meisten Pilzarten, ist eine für die Ausbreitung notwendige Sporenanzahl überall präsent. Pilze wachsen jedoch nur bei bestimmten Bedingungen, daher liegt der einzig effektive Schutz in der Einhaltung des richtigen Klimas.

Während der gesamten Blütezeit, insbesondere der zweiten Hälfte, darf die Luftfeuchtigkeit weder während der Tages- noch Nachtzeit über 50 Prozent steigen. Die Temperaturen dürfen Nachts nie unter 20 Grad Celsius fallen, weil sonst die in der Luft gespeicherte Feuchtigkeit kondensiert und sich im Inneren der Blüten ansammelt.

Kann diese Feuchtigkeit wegen mangelnder Luftzirkulation sowie Ventilation nicht entweichen, ist ein Pilzmilieu geschaffen. Der Ventilator sollte während der Blüte daher rund um die Uhr laufen. Ferner sollten die Pflanzen während der Blütezeit zur Nacht kein Wasser erhalten, weil dadurch die Feuchtigkeit steigt und die Temperatur sinkt – immer morgens gießen.

Bei Grauschimmelbefall kann ein Großteil der Pflanze innerhalb einer Woche zerstört werden, ein Übergreifen auf andere Pflanzen ist durch Sporeninfektion ebenfalls sehr wahrscheinlich. Daher sollten alle Instrumente sowie die abgeschnittene Stelle mit 80 prozentigem Ethanol sterilisiert werden.

Heilung: Eine befallene Pflanze lässt sich nicht heilen. Alle befallenen Stellen sollten Sie restlos abschneiden und wegwerfen. Auf keinen Fall dürfen Sie infiziertes Material zum Konsum weiterverarbeiten, weil die Toxine der Pilze hochgradig gesundheitsschädlich sind. Die einzige Heilung ist die Einhaltung des richtigen Klimas. ***Häufigkeit:*** Mittelmäßig.

(ECHTER) MEHLTAU

Symptom: Die Blätter sind partiell mit einem weißen und puderartigem Belag bedeckt. Die Ausbreitung erfolgt schnell und flächendeckend. An Blättern können im späteren Verlauf braune, tote Stellen auftreten.

Beschreibung: Beim Mehltau handelt es sich um einen Pilzinfekt, der sich häufig im Freien bei warm-trockenem Klima entwickelt, aber auch im Heimbereich auftreten kann. Mehltau verbreitet sich in der Regel sehr schnell. Der Pilz bedeckt alle Blätter, bis diese absterben. Eine schnelle Behandlung ist dringend erforderlich, weil sich die Sporen sonst im Raum ausbreiten und zu Neubefall führen können.

Heilung: Ein Befall durch Mehltau im Innenbereich signalisiert massive Fehler im Klima der Pflanzen. Daher muss in erster Linie überprüft werden, wo diese liegen können. Die Durchlüftung muss ausreichend stark sein, damit keine stehende Luft entsteht. Der Luftstrom des Ventilators muss an jedes Blatt dringen. Als nächstes muss die Temperatur und die relative Luftfeuchtigkeit überprüft werden.

Mehltau entsteht meistens in Kombination mit warm-trockenem Klima, also durch mangelnde Belüftung. Diese kann bei zu hoher Pflanzendichte auftreten, wenn zu viele Pflanzen auf zu geringem Raum stehen. Notfalls muss eine Pflanze aus dem Zuchtbereich entfernt werden. Diese Schritte entziehen dem Pilz sein lebensnotwendiges Klima, womit seine Ausbreitung »an den Wurzeln« gestoppt wird.

Um den Mehltau zu stoppen, ist darüber hinaus der Einsatz von Fungiziden erforderlich. Die meisten Fungizide sind chemisch und kommen aufgrund ihrer Nebenwirkungen beim Rauchen des Krauts nicht in Frage.

Es müssen natürliche Fungizide verwendet werden. Obwohl die Wirkung nicht so stark ist wie bei anderen Mitteln, sind diese wesentlich ungefährlicher und können sogar in der ersten Hälfte der Blüte verwendet werden. Die Anwendung sollte im wöchentlichen Abstand durchgeführt werden.

Brauchbar sind nur Mittel auf der Grundlage von Lecithin, das aus der Sojapflanze gewonnen wird. Diese greifen die Zellmembrane des Pilzes an und töten ihn ab. Es stehen eine Reihe von natürlichen Mitteln in Gartencentern oder Growshops zur Verfügung. Wichtig ist nur, dass diese Lecithin enthalten. Schwefel- und kupferhaltige Fungizide sollten nicht verwendet werden. Die

Anwendung sollte im 2 bis 3 Mal im Abstand von 5 Tagen stattfinden, indem die Pflanze an allen Stellen besprüht wird.

Häufigkeit: Selten.

UMFALLKRANKHEIT

(Fusarium oxysporum oder Pythium debaryanum)
Symptom: Junge Sämlinge, die vor wenigen Tagen gekeimt haben und wenige Zentimeter groß sind, kippen plötzlich ohne ersichtlichen Grund um. Der untere Stängelbereich scheint weich und gebrochen zu sein. Ferner kann es passieren, dass die Samen gar nicht keimen.

Beschreibung: Pilzkrankheit, die junge Pflanzen befällt und ausschließlich bei zu nassem Boden auftritt. Bei älteren Pflanzen kann stagnierendes Wachstum und absterbende, braune Wurzeln ein Krankheitszeichen für Pythium sein.

Heilung: Knickt der Stiel um, ist es immer zu spät. Gegen diese Krankheit muss präventiv vorgegangen werden, indem die Erde nicht nass, sondern immer nur mäßig feucht ist.

Ferner müssen Anzuchterde oder Torfquelltöpfe verwendet werden, weil diese Medien für Pflanzenverhältnisse steril sind. Sollten diese nicht zur Verfügung stehen, kann die verwendete Erde im Backofen bei 150 Grad etwa 60 Minuten erhitzen werden.

Häufigkeit: Mittelmäßig.

7.4 PFLEGEFEHLER

GEILWUCHS, BELEUCHTUNG FALSCH

Symptom: Die Stängel der Pflanzen wachsen sehr lang, der Abstand zwischen den Nodien beträgt mehr als 5 Zentimeter. Der Hauptstamm entwickelt sich sehr in die Länge, sodass er instabil wird und umzufallen droht.

Beschreibung: Pflanzen entwickeln sich normalerweise proportional. Ist das Verhältnis zwischen Alter/Größe gestört und wachsen die Pflanzen unkontrolliert in die Höhe auch »Spargeln« bezeichnet, handelt es sich um einen Beleuchtungsfehler.

Heilung: Zu großer Abstand zwischen Pflanze und Beleuchtung resultiert in unzureichender Lichtintensität, weshalb die Pflanzen zum Licht wachsen. In diesem Fall muss der Abstand verringert werden.

Eventuell ist auch die Beleuchtung falsch eingestellt. So muss der Blauanteil in der Wachstumsphase hoch und in der Blüte gering sein. Steht der Pflanze während der Wachstumszeit ein zu großer Rotlichtanteil zur Verfügung, wächst sie unkontrolliert nach oben. Selbes passiert, wenn das Beleuchtungsmittel während der Blüte zu viele Blauanteile hat. Daher brauchen die Pflanzen für Wachstum und Blüte jeweils das passende Leuchtmittel.

Häufigkeit: Häufig.

VERBRENNUNG DURCH LAMPE

Symptom: Die Blätter der Pflanze, hauptsächlich der obere Bereich, scheinen angespannt und trocken. Die Ränder der Blätter sind braun bis gelblich und fühlen sich beim Anfassen völlig trocken an. In besonders starken Fällen werden einzelne Blätter braungelb und völlig trocken. Oft sind die oberen Blätter wie Adlerkrallen geformt.

Beschreibung: Der Mindestabstand zur Lampe ist zu gering, durch die emittierte Hitze von der Lampe vertrocknen und verbrennen die Blätter. Je geringer der Abstand, desto höher die Lichtintensität und die Temperatur. Die Blätter verbrennen.

Heilung: Der Leuchtkörper muss höher gehängt werden, damit der Mindestabstand zwischen Pflanzenspitze und Lampe in einem zulässigen Bereich ist. Ist die Erhöhung des Leuchtkörpers nicht möglich, müssen die Pflanzen heruntergebunden werden.

Häufigkeit: Mittelmäßig.

ÜBERWÄSSERUNG ODER UNTERWÄSSERUNG

Symptom: Bei allen Pflanzen hängen die Blätter herunter. Dies ist zwar normal, wenn Pflanzen in die Nachtruhe gehen, jedoch müssen früh morgens und im Laufe des Tages die Blätter aufrecht stehen. Hängen die Blätter die gesamte Zeit über, ist dies ein klares Krankheitsbild.

Beschreibung: Überwässerung tritt häufig bei automatischen Wasserversorgungsanlagen wie Tropfsystemen auf. Auch Anfänger denken häufig,

Hanf wäre eine besonders durstige Pflanze. Sollte sich im Untertopf zu lange stehendes Wasser befinden, werden die Wurzeln nicht ausreichend mit Sauerstoff versorgt und stoppt die Wasseraufnahme. Resultat sind hängende Blätter. Bei langanhaltender Überwässerung kann die Pflanze die Nährstoffe aus der Erde nicht mehr aufnehmen und entwickelt Unterdüngungssymptome. Dann wird häufig die Düngermenge erhöht, was in einer Ansammlung von Salzen endet, woraufhin die Pflanzen nährstoffbedingte Verbrennungen erleidet und schließlich absterben kann. Bei permanenter Überwässerung faulen zudem die Wurzeln und sterben ab. Bei Unterwässerung sind die äußeren Merkmale wie herunterhängende Blätter sehr ähnlich.

Heilung: Zunächst darf die Pflanze für mindestens 24 Stunden nicht mehr gegossen werden. Wenn die oberen 1 bis 2 Zentimeter der Erde angetrocknet sind, muss überprüft werden, wie viel Wasser sich noch im Topf befindet. Das gelingt durch einfaches Anheben, scheint der Topf schwer zu sein, wird die Pflanze solange nicht gegossen, bis der Topf wesentlich leichter geworden ist und die oberen 3 Zentimeter der Erde trocken sind. Die ersten Besserungszeichen zeigen sich schon sehr bald, indem die Blätter wieder aufrecht stehen. Nach einer längeranhaltenden Überwässerung ist es empfehlenswert mindestens eine Woche nicht mehr zu düngen.

Bei einer Unterwässerung wird die Pflanze ohne Dünger von oben gegossen, bis der Untertopf zur Hälfte mit dem auslaufendem Wasser gefüllt ist. Die Erde saugt sich innerhalb kurzer Zeit aus diesem Reservoir voll und versorgt die Wurzeln.

Um eine konstante Wasserversorgung zu gewährleisten, sollten die Pflanzen alle 1 bis 2 Tage immer soviel gegossen werden, dass etwas Wasser in den Untertopf abläuft. Vor jedem Gießen müssen die oberen 1 bis 2 Zentimeter Erdschicht angetrocknet sein. ***Häufigkeit:*** Mittelmäßig.

7.5 NÄHRSTOFFPROBLEME

KALIUMMANGEL ODER ÜBERDÜNGUNG

Symptom: Kaliummangel ist relativ schwer zu diagnostizieren, weil der äußerliche Eindruck zunächst keinen Verdacht ergibt. Die Pflanze bildet im normalem Maße Biomasse. Bei einem Mangel sind die Zweige jedoch meist sehr dünn. Die Blattoberfläche wird mit der Zeit matt. Ältere Blätter verändern ihre Farbe an den Blatträndern und rollen sich auf. Ferner werden sie dunkelgelb und fallen mit der Zeit ab. Begleitet wird diese Mangelerscheinung oftmals von Pilzerkrankungen auf den Blättern, weil die erkrankten Blätter kaum Widerstandskräfte besitzen. Besonders häufig treten Mängel während der Blütezeit auf.

Beinahe die selben Symptome treten bei Überdüngung auf, die Symptome zeigen sich jedoch über Folgesymptome. So können bei einer Überdüngung mit Kalium Mikronährstoffmängel auftreten, weil deren Absorption blockiert wird.

Beschreibung: Kalium wird in allen Zeiten der Entwicklung benötigt. Eine ausreichende Versorgung garantiert eine hohe Resistenz gegenüber Pilzerkrankungen und Schädlingen. Kalium spielt eine wichtige Rolle beim Transport von Glucose und Stärke. Es reguliert ferner die Aufnahme von Sauerstoff und CO2 und bewirkt darüber hinaus die Bildung von Chlorophyll. Eine gut versorgte Pflanze bildet ferner ein kräftiges Wurzelsystem.

Heilung: Bei Überdüngung die Erde gut durchspülen, bei Mängeln sollte die Düngermenge erhöht werden. Bei Volldüngern wird die Kaliumversorgung gedeckt, Blütedünger enthalten einen höheren Anteil Kalium. Ferner kann PK13/14 in geringer Dosis von 1 Milliliter pro Liter verwendet werden. Düngung 2 Mal pro Woche wiederholen, sofern keine Besserung.

Häufigkeit: Häufig.

KALZIUMMANGEL

Symptom: Das Laub hat eine sehr dunkle Farbe, ähnlich wie bei einer Stickstoffüberdüngung. Die Wachstumsgeschwindigkeit ist abhängig vom Mangel stark gemindert. Da Kalzium kein beweglicher Nährstoff ist, zeigen junge Blätter erste deutliche Erkrankungsmerkmale. Oft lässt sich ein Mangel daran erkennen, dass aus der Mitte des Blattes eine gelbliche Aufhellung stattfindet, bei starkem Mangel wachsen junge Blätter deformiert. Wird der Mangel nicht behoben, sterben die Blätter ab.

Bei einer Überdosierung hingegen wird eine ganze Reihe von Nährstoffen blockiert und es kommt zu vermindertem Wuchs. Die Blätter sterben ab.

Beschreibung: Kalzium wird in besonders großen Mengen durch die Pflanze aufgenommen. Leider haben viele Dünger kein Kalzium, daher kann es gelegentlich zu einem Kalziummangel kommen. In der Regel enthält das verwendete Gießwasser ausreichend, dieses akkumuliert sich in der Erde und versorgt die Pflanze. Aus diesem Grund ist es wichtig, vor dem Pikieren immer darauf zu achten, dass ausreichend Kalk in der Erde enthalten ist und gegebenenfalls beigemischt wird.

Eine der einfachsten Methoden den ungefähren Kalziumgehalt zu ermitteln ist der Untertopf. Setzt sich eine Kalkschicht am Boden ab, gibt es mit Sicherheit keinen Mangel. Bleibt der Untertopf hingegen immer sauber, könnte ein Kalziummangel vorhanden sein. Es sollte nicht vergessen werden, dass sich neben Kalk auch Salze ansammeln und sich Verkrustungen bilden.

Heilung: Bei Kalziummangel braucht die Erde Kalk. Dies ist ein Problem, da sich verwurzelte Erde nicht mischen lässt. Daher wird Löschkalk verwendet, der besonders wasserlöslich ist. Auf 10 Liter Wasser kommt ein leicht gehäufter Teelöffel Löschkalk. Mit dieser Lösung wird die Pflanze alle 3 Tagen gegossen, bis eine deutliche Besserung eintritt. Nach jeder Anwendung sollte der pH-Wert gemessen werden. Oft geht ein Kalziummangel mit einer Übersäuerung einher. Ist der pH-Wert bei etwa 7,0 stabil, ist die Erde in einer guten Verfassung und können die Wurzeln sowohl Kalzium als auch andere Nährstoffe aufnehmen.

Bei einer Überkalkung entsteht das große Problem, dass sich die feinen Kalk-teilchen im verwurzelten Boden verteilen und nicht mehr herauszubekommen sind. In solch einem Fall sollte der Erdballen in einen viel größeren Topf pikiert werden, der keinen Kalk besitzt. Dabei entstehen in der Erde zwar unterschiedliche pH-Regionen, aber einen anderen Weg gibt es nicht. Auch hier kann der Einsatz von einigen Regenwürmern zur Auflockerung der Erde beitragen.

Häufigkeit: Selten.

MAGNESIUMMANGEL

Symptom: Die Blätter sind grün bis hellgrün und weisen an verschiedenen Stellen starke Chlorose (ausbleichen bis gelb) auf. Es gibt kein Muster nach dem Chlorose auftritt. Sie befällt einzelne Stellen der gesamten

Pflanze oder nur Teile eines Blattes – bei starkem Mangel auch das gesamte Blatt. Typisches Anzeichen ist, dass die Blattadern und der innere Bereich der Blätter grün bleibt, wogegen sich der gesamte Rand gelb färbt. Bei täglichem Beobachten der Pflanzen zeigt sich ein langsames Ausbleichen bestimmter Blätter. Zudem treten kleine, gelb-rostbraune Flecken entlang der Blattränder auf.

Beschreibung: Magnesium ist einer der zentralsten Nährstoffe bei der Herstellung von Chlorophyll. Ein Mangel setzt den gesamten Stoffwechsel der Pflanze außer Kraft, weil kein Chlorophyll gebildet werden kann. In der chemischen Struktur unterscheidet sich pflanzliches Chlorophyll primär an der Stelle des Magnesiumatoms vom menschlichen Hämoglobin, wo dieses ein Eisenatom hat. Fehlt der Pflanze das lebensnotwendige Magnesium, kann sich kein Chlorophyll bilden. Alle lebensnotwendigen Funktionen und der gesamte Stoffwechsel werden unterbrochen.

Das Chlorophyll hat pro Makromolekül 1 Magnesiumatom. Fehlt dieses Atom, kann die Pflanze nicht ausreichend Energie fixieren und somit THC bilden, was eine minderwertige Cannabisqualität und ein sehr schlechtes Wachstum zur Folge hat.

Heilung: Wenn ein Magnesiummangel mit Sicherheit diagnostiziert ist, hilft ein einfaches Mittel aus dem Baumarkt – so genanntes Bittersalz (Magnesiumsulfat), mit dem die Pflanze gedüngt wird.

Bei Salzdüngern muss extrem vorsichtig vorgegangen werden. Bittersalz kann die Pflanze töten, daher muss mit höchster Vorsicht dosiert werden. Es empfiehlt sich, mit einer geringen Dosis zu beginnen und die Düngung alle 3 Tage zu wiederholen, sofern keine sichtbare Besserung eintritt.

Die Anfangsdosis sollte sollte 0,3 Gramm pro Liter (Messerspitze) betragen. Das Bittersalz wird zunächst in einem Glas mit etwas Wasser gelöst und anschließend in 1 Liter Wasser verdünnt. Stellt sich nach 3 Tagen keine Besserung ein, muss der Vorgang wiederholt werden.

Blühende Pflanzen können auch mit der doppelten Dosis gedüngt werden. Es eignen sich auch Magnesiumdünger für Pflanzen. Stellt sich nach 2–3 Tagen immer noch keine Besserung ein, muss überprüft werden, ob es sich nicht um Mikronährstoff- oder Stickstoffmangel handeln könnte.

Häufigkeit: Häufig.

PHOSPHORMANGEL ODER ÜBERDÜNGUNG

Symptom: Die gesamte Pflanze entwickelt kleine Blätter, wächst relativ klein und hat rötlich, violett verfärbte Blattstängel und Adern mit einzelnen farbigen Strichen auf dem Hauptstamm. Die Blattfarbe ist grün und hat keine sichtbaren Krankheits- oder Mangelerscheinungen. Die aus den Drainagelöchern wachsenden Wurzeln zeigen ein mäßiges Wurzelwachstum. Anders als bei gesunden Pflanzen, die über ein Wurzelsystem verfügen, das jeden Zentimeter des Topfes umwachsen hat, sind diese Wurzeln mäßig entwickelt. Bei starkem Mangel verfärben sich die Blätter braunviolett, dies kann besonders während der Blüte passieren.

Bei Überdüngung hingegen werden die Blätter wellenförmig und die Pflanze wächst nur sehr langsam.

Beschreibung: Phosphor ist ein Schlüsselnährstoff, der für die Energieversorgung der gesamten Pflanze nötig ist. Dieses wird für die Entwicklung, unter anderem für das Wurzelwachstum, das Blattwachstum und die Blüte benötigt. Ein Mangel zeigt daher auch kaum Mängel, sondern eine Unterentwicklung.

Heilung: Sollten diese Symptome auftreten, obwohl die Düngerversorgung ausreichend ist und keine weiteren Mängel feststellbar sind, kann es hilfreich sein, eine sehr geringe Menge phosphorhaltigen Düngers dem Gießwasser hinzuzufügen und bis zum Eintritt einer Besserung abzuwarten. Ein Beispiel dafür kann PK13/14 sein. Eine einmalige Dosis 1,5 bis 2 Milliliter auf 3 Liter Wasser kann bereits eine Besserung bewirken. Sollte dies nicht ausreichen, kann nach etwa 4 bis 5 Tagen eine weitere Düngung erfolgen. Eine Alternative zu dem schnell wirkenden Phosphordünger ist die Gabe von biologischem Hanfblütedünger. Dieser hat ebenfalls einen erhöhten Anteil Phosphor, wirkt jedoch wesentlich langsamer.

Bei Überdüngung hingegen muss die Erde mit reichlich Wasser durchgespült werden.

Häufigkeit: Häufig.

PH-WERT ZU HOCH ODER ZU NIEDRIG

(Säureverbrennung)

Symptom: Die Blätter färben sich erst stellenweise und dann ganzflächig braun. Bei längerfristigen pH-Schwankungen entwickelt die gesamte Pflanze

Nährstoffmängel, die sich im Aufhellen der Blätter zeigen. Die Blätter werden braun und fallen ab.

Beschreibung: Der pH-Wert reguliert die Aufnahme von Nährstoffen durch die Wurzeln. Falsche pH-Werte blockieren die Aufnahme von Nährstoffen und kappen auf diese Weise die Versorgung der Pflanze oder zwingen diese zu einer überhöhten Aufnahme. Die Symptome machen sich teilweise rasch bemerkbar. Treten beispielsweise nach einer pH-Korrektur mittels einer Säure wenige Tage darauf braune Stellen an den Blättern auf, die immer größer werden, muss dringend reagiert werden.

Heilung: Zuerst muss der pH-Wert gemessen werden, um sicherzugehen, dass es sich um einen pH-basierten Pflegefehler handelt. Dafür gibt es zwei Methoden. Bei der einfachen Methode wird die Erde von oben solange gegossen, bis das Wasser mindestens zur Hälfte wieder in den Untertopf ausläuft.

Nach einer Wartezeit von 5 Minuten wird eine entsprechende Menge des Drainagewassers entnommen und damit ein pH-Test durchgeführt. Die andere Methode ist präziser, aber zugleich aufwändiger. Dafür gibt es in Gartencentern spezielle pH-Bodentests. Es wird eine kleine Bodenprobe aus der Mitte des Topfes entnommen und in ein Röhrchen gegeben, aufbereitet und mit der Reagenzflüssigkeit betropft sowie vermischt.

Je nach Ergebnis muss nun gehandelt werden. Liegt der pH-Wert der getesteten Erde unter 6.5 oder über 7.5, ist der Verdacht bestätigt. Es sollten auf keinen Fall Säuren oder Laugen zum Ausgleich verwendet werden. Zur Stabilisierung des pH-Wertes eignet sich Löschkalk, aufgrund seiner pH-puffernden Funktion. Für einen Topf mit 10 Liter Volumen reicht 1 gehäufter Esslöffel Löschkalk. Der Kalk wird im Gießwasser aufgelöst. Beim Gießen sickert der

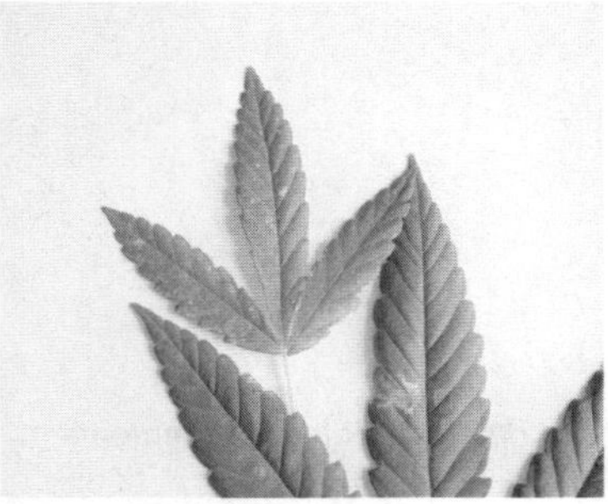

Blätter mit Verbrennung durch zu niedrigen pH-Wert. Auf dem großen Blatt ist eine große Nekrose erkennbar. Das kleine Blatt zeigt beginnende Stellen.

Kalk mit dem Wasser in den Boden und verteilt sich. Innerhalb weniger Tage normalisieren sich die pH-Werte und erholen sich die Wurzeln. Der pH-Wert wird auch weiterhin im Bereich von circa 7.0 konstant bleiben.

Häufigkeit: Mittelmäßig.

STICKSTOFFMANGEL, CHLOROSIS

(Vergilben der Blätter)

Symptom: Die Pflanzen zeigen verschiedene Symptome an Blättern und Wuchsverhalten. Gelbe Blätter und langsames Wachstum bis hin zur Stagnation. Untere Blätter werden zuerst gelb und fallen ab. Das Vergilben breitet sich dann von unten in die oberen Bereiche der Pflanze aus. Die Triebe sind hellgrün. Diese hellgrüne bis gelbe Färbung breitet sich mit der Zeit über die gesamte Pflanze aus. Die Wasseraufnahme ist aufgrund mangelnden Wachstums und Stoffwechsels der Pflanze stark reduziert. Die Blattstängel verfärben sich meist rot.

Beschreibung: Stickstoff ist der Hauptnährstoff und wird während der vegetativen Entwicklungsphase besonders viel benötigt. Ein Mangel äußert sich im niedrigen Wachstum und Vergilben der unteren Blätter. Pflanzen mit Stickstoffdefizit bringen nur minimalen Ertrag. Die gesamte Pflanze ist unterentwickelt. Untere Blätter sind zuerst betroffen und werden stellenweise gelb, bis das gesamte Blatt vergilbt und fällt schließlich ab.

Heilung: Zuerst muss eine Messung des EC-Wertes vorgenommen werden. Ist dieser zu niedrig (unter 1.60 mS), muss häufiger gedüngt werden, bis die Symptome verschwinden. Anschließend sollte auf eine stabile Nährstoffver-sorgung geachtet werden. Auch wenn der EC-Wert kein Beweis dafür ist, dass ein bestimmter Nährstoff fehlt, ist davon auszugehen, dass

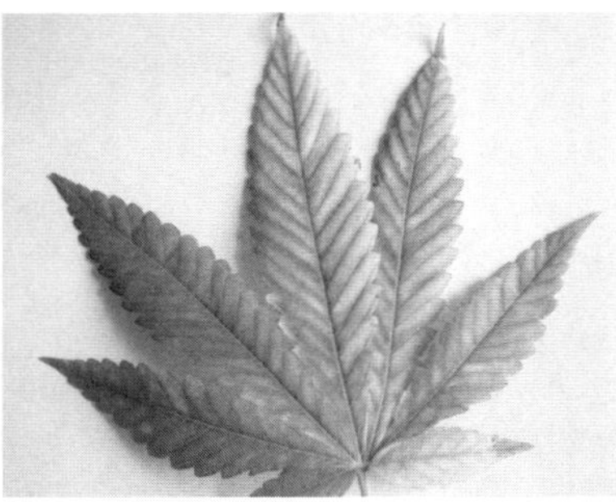

Blatt zeigt deutliche Chlorose Symptome aufgrund von Stickstoffmangel.

bei Verwendung eines Hanfwuchsdüngers die Proportionen der zugesetzten Nährstoffe ausbalanciert sind und ein niedriger EC-Wert auf diesem Wege auf eine Unterdüngung hinweist. Wuchsdünger enthalten große Mengen Stickstoff, eine einwöchige tägliche Düngung behebt den Stickstoffmangel rasch. In Gartencentern gibt es jedoch Bodentests, um den Stickstoffgehalt der Erde zu ermittelt. Sativa-Arten benötigen höhere Nährstoffmengen und entwickeln schneller Unterdüngungserscheinungen, daher ist es empfehlenswert die Düngermenge bei Sativa-dominanten Arten höher zu setzen.

Häufigkeit: Häufig.

ÜBERDÜNGUNG / ÜBERSALZUNG

(hoher EC-Wert)

Symptom: Die Blätter der betroffenen Pflanze entwickeln zuerst aufgerollte Blattränder, die Blätter verformen sich wenig später und krümmen sich nach unten, eine klassische Adlerkralle entsteht. Bleibt dieser Zustand erhalten, entwickeln sich braune Blattränder. Diese werden größer, bis das Blatt völlig braun geworden ist und vertrocknet abfällt. Bereits die ersten braunen Ränder eines Blattes sind das erste Warnsignal schnell zu handeln. Zuerst beginnt dieser Prozess an einigen Blättern an unterschiedlichen Stellen der Pflanze und greift auf weitere Blätter über. Die restlichen Blätter sehen trocken und sehr angespannt aus, die Farbe ist meist olivgrün. Oft tritt das in Kombination mit roten Stielen auf. Das Wachstum stagniert.

Beschreibung: Die Überdüngung ist ein häufiges Problem bei der Verwendung mit reinen Salzen oder zu häufigem Düngen. Jede Pflanze hat ein gewisses Nährstoffpotenzial, das sie aufnehmen und verarbeiten kann und in der Regel bei einem EC-Wert von 2.2 liegt.

Steigt der Wert, also die Konzentration der gelösten Salze im Erdboden, wird zuerst das Wachstum der Pflanze langsam gehemmt, anschließend entwickelt sich eine tiefgrüne Blattfarbe und die Blätter sehen aus, als würden sie unter Spannung stehen. Die folgenden Symptome sind kleine und braune Blattränder die immer größer werden. Die Blätter verkrümmen und rollen sich ein. Bei zu hoher Salzkonzentration der Erde stirbt die Pflanze.

Heilung: Sind diese Symptome aufgetreten, muss schnell gehandelt werden. Aufgrund des Symptomcharakters kann es sich auch um einen pH-Fehler handeln. Daher ist eine Überprüfung des pH- und EC-Wertes absolut notwendig. Zur Überprüfung wird lange Wasser auf die Erde gegossen, bis das erste Drainagewasser abfließt. Nach 5 Minuten Wartezeit wird eine Wasserprobe für einen pH- und EC-Test entnommen. Liegt der EC-Wert über 2,2, handelt es sich tatsächlich um Übersalzung. Sollten extreme pH-Werte (über 8 oder unter 6) auftreten, ist dieser zu korrigieren.

Es gibt nur einzige Maßnahme, die ergriffen werden sollte. Mit Leitungswasser die gelösten Salze aus dem Topf spülen. Für einen 10-Liter-Topf reichen zunächst etwa 20 Liter Wasser. Danach wird erneut der EC-Wert ermittelt. Ist dieser auf etwa 1.6 oder weniger gefallen, ist die Behandlung abgeschlossen, anderenfalls wird der Topf nochmals ausgespült.

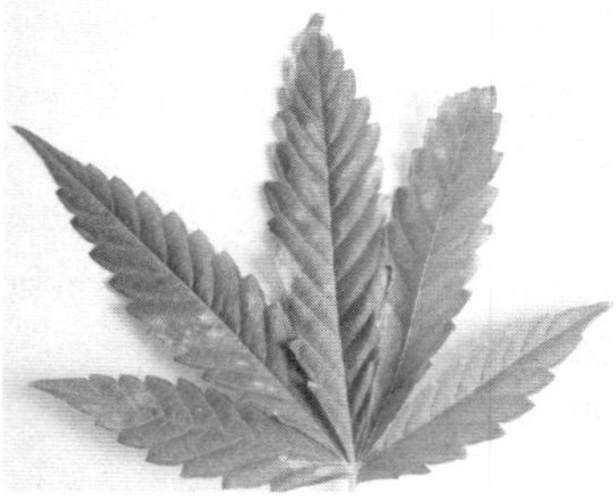

Ein Blatt mit ersten Verbrennungen durch Überdüngung.

In der folgenden Woche sollte keine Düngung erfolgen. Die kranken Blätter sollten während der Behandlung nicht entfernen werden. Ferner sollte die Verwendung von Mineraldüngern – falls diese verwendet werden – sehr vorsichtig erfolgen. Im Gegensatz zu organischen Düngern, die über mehrere Wochen hinweg von Bakterien zersetzt und den Wurzeln in absorbierbarer Form bereitgestellt werden, handelt es sich bei chemischen Düngern mit reinen Nährstoffen wie Stickstoff, Phosphat und Kalium um sofort verfügbare Nährstoffe. Ist die Konzentration überhöht, können Verbrennungssymptome aufgrund von Überdüngung auftreten. Daher immer den EC-Wert der Düngerlösung überprüfen. Im Gegensatz zu Langzeitfolgen können die Überdosierungssymptome bei Verwendung von Mineraldüngern innerhalb kurzer Zeit auftreten.

Häufigkeit: Mittelmäßig.

7.6 MIKRONÄHRSTOFFE

Die Symptome der Mikronährstoffe sind schwer zu differenzieren, weil diese in einem engen Verhältnis stehen und sich dadurch nicht nur ergänzen, sondern auch blockieren können. Diese Stoffgruppe ist im zellularem Gewebe, mit Ausnahme von Zink, nicht beweglich und dient beim Aufbau von neuem Zellgewebe und internen Prozessen. Siehe Kapitel 4.6.

Bei der Identifizierung einer Erkrankung, wie der toxischen Anreicherung (Überdüngung) und bei Mangelsymptomen, sind bestimmte Vorgehensweisen einzuhalten, um das Problem sicher bestimmen zu können.

Mangelsymptome, welche die unteren Blätter vergilben und absterben lassen, sind auf Nährstoffe der »B«-Gruppe (bewegliche Nährstoffe) zurückzuführen. Dies sind Makro- und Sekundarnährstoffe sowie das Element Zink. Der obere Bereich der Pflanzen wächst wiederum völlig mangelfrei und gesund.

Die Nährstoffe »S«-Gruppe (statische Nährstoffe) werden wiederum nur einmalig zum Ziel in die Zelle transportiert und erfüllen unterschiedliche Aufgaben. Entsteht ein Mangel, kann die Pflanze die benötigten Nährstoffe nicht aus älteren Blättern zurückziehen. Dadurch äußert sich der Mangel immer an neu heranwachsenden Blättern und Seitentrieben. Aus diesem Grund sind bei einem Mikronährstoffmangel hauptsächlich die Spitzen der Triebe sowie der obere Bereich der Pflanze von Symptomen betroffen. Die in den Pflanzenblättern gespeicherten Mikronährstoffe verbleiben statisch in den bereits vorhandenen Zellen und können nicht verschoben werden. In den meisten Fällen äußert sich das in gelblichen Triebsspitzen, die wenig Chlorophyll entwickeln oder unterentwickeltem Blattwuchs.

→ TIPP

Um Mikronährstoffmangel vorzubeugen, sollte 1 Mal wöchentlich ein Algendünger gegeben werden.

BOR

Beschreibung: Die Funktion bei Cannabis ist wissenschaftlich noch nicht vollständig erforscht. Es wird aber angenommen, dass es beim Zellteilungsprozess der Atmung, sowie der Pollenbildung eine wichtige Rolle spielt.

Mangel: Zwischen den Blattadern entwickeln sich stellenweise braune Stellen (Nekrose) und die Triebsspitzen wachsen deformiert. Es sind sowohl heranwachsende Triebe, als auch ältere Blätter davon betroffen. Bei Mangelsymptomen empfiehlt sich ein borhaltiger Dünger. Die Menge kann sehr leicht überdosiert werden, daher sollte abhängig von der Konzentration des verwendeten Düngers zunächst eine einmalige Düngung erfolgen und bei Bedarf nach 5 Tagen wiederholt werden.

Überdosierung: Bei Überdosierung setzt relativ rasch ein Vergilben der Blätter ein, eine Nekrose bildet sich an Blatträndern aus. Das Blatt stirbt danach ab. Bei Vergiftung sofort den Nährboden mit reichlich Leitungswasser durchspülen.

Häufigkeit: Sehr selten

EISEN

Beschreibung: Eisen spielt eine wichtige Rolle bei der Bildung des Farbstoffes Chlorophyll sowie bei weiteren Vorgängen wie der Atmung und Regulierung unterschiedlicher Enzymfunktionen. Eisen wird bei einem sauren pH-Wert optimal absorbiert, bei alkalischem Boden kann Eisenmangel auftreten.

Mangel: Ein Mangel kann in erster Linie aufgrund eines alkalischen Bodens passieren. Überprüfen Sie den pH-Wert. Liegt dieser über 7.5, ist die Möglichkeit eines Eisenmangels sehr wahrscheinlich. Nun muss die Pflanze untersucht werden. Zuerst betroffen sind meist junge, heranwachsende Blätter. Die Blätter sind nicht in der Lage eine entsprechende Menge Chlorophyll zu produzieren. Die Folge ist eine Chlorose, bei der die Zwischenräume der Blätter gelb werden. Während die Blätter hauptsächlich betroffen sind, bleiben die Adern der Blätter grün. Die von Chlorose betroffenen Stellen beginnen immer am Blattstiel. Wird nicht rechtzeitig reagiert, sterben die Blätter ab. Chlorose breitet sich mit der Zeit über andere Blätter aus und kann zum Tod der Pflanze führen.

Zur Behebung des Mangels sollte zunächst mit Hilfe einer Säure (Salpetersäure) der pH-Wert auf etwa 6.0 gesenkt werden. Damit ist die Aufnahme von Eisen wiederhergestellt. Anschließend sollte ein Eisendünger oder ein eisenhaltiger Dünger über 3 Tage täglich verwendet werden. Innerhalb einer Woche ist die Besserung bereits sichtbar.

Eine weitere Ursache für Eisenmangel kann die Behandlung der Erde mit kupferhaltigen Fungiziden sein. Dies ist zwar nicht häufig der Fall, jedoch nicht auszuschließen. In diesem Fall sollte die Erde gut durchgespült und mit Eisen gedüngt werden. Der pH-Wert sollte ebenfalls auf 6.0 korrigiert werden.

Überdosierung: Im Gegensatz zum relativ häufigem Eisenmangel tritt Überdosierung durch Eisen sehr selten auf. Sie macht sich bemerkbar durch eine bronzefarbige Färbung der Blätter, zusätzlich tritt Nekrose auf. Bei starker Überdosierung kann die Pflanze sterben. Daher sollte der Boden bei Verdacht mit reichlich Wasser durchgespült werden. Ferner kann eine erhöhte Eisenkonzentration zur Störung der Phosphoraufnahme führen, die sich dann in Phosphormangelsymptomen äußern kann.

Häufigkeit: Häufig.

KUPFER

Beschreibung: Kupfer spielt bei der Synthese verschiedener Enzyme eine wichtige Rolle. Diese begünstigen den Stoffwechsel und sind lebensnotwendig.

Mangel: Es treten verschiedene Mangelsymptome auf. Hauptsächlich sind die Triebe sowie junge Blätter betroffen. Die Blattränder entwickeln zunächst Nekrose. Im späterem Verlauf legt sich eine kupferrote Färbung entlang der betroffenen Stellen. Bei Mangelsymptomen sollte ein schnell verfügbarer Hydroponik-Dünger verwendet werden, der Kupfer enthält. Wenn Kupferdünger verwendet wird, sollte extrem niedrig dosiert werden.

Überdosierung: Kupfer wird in extrem geringen Mengen benötigt, daher ist eine Überdüngung schnell erreicht. Beim Kupfer kommt es zu einer Wechselwirkung mit Eisen. Liegt in der Erde eine zu hohe Kupferkonzentration vor, kann keine Eisen mehr aufgenommen werden und es entsteht ein Eisenmangel. Ferner verlangsamt eine Überdüngung durch Kupfer das Wachstum erheblich. Seitentriebe werden nicht mehr richtig ausgebildet und der Haupttrieb verkümmert.

Häufigkeit: Selten.

MANGAN

Beschreibung: Mangan wird in großen Mengen von den Pflanzen verbraucht und führt deshalb häufig zu einem Defizit. Es hat eine Schlüsselfunktion bei der Aktivierung von unterschiedlichen Enzymen, die bei der Chlorophyllbildung, Photosynthese und Proteinsynthese beteiligt sind.

Mangel: Ein Manganmangel ist leicht verwechselbar mit anderen Mangelsymptomen (Magnesiummangel). Junge Blätter wachsen heran und haben eine fortschreitende Chlorose, während die Blätter, ähnlich wie bei Eisenmangel, grüne Adern besitzen. Sollte nicht frühzeitig reagiert werden, entwickeln sich auf kranken Blättern Nekrosestellen. Die Blätter sterben ab und die Symptome greifen auf darunterliegenden Blätter über. Während der gesamten Erkrankung ist das Wachstum stark eingeschränkt.

Bei akuten Krankheitszeichen muss ein hydroponischer manganhaltiger Dünger eingesetzt werden. Bei anfänglichen Symptomen reicht ein normaler Algendünger aus.

Überdosierung: Die Gefahr einer Überdosierung mit Mangan ist sehr gering und besteht nur bei niedriger Luftfeuchtigkeit. Heranwachsende Blätter sind orange bis rostbraun gepunktet. Im Fall einer Überdosierung sollte der Boden mit Wasser durchgespült und darauf geachtet werden, dass die Luftfeuchtigkeit mindestens bei 40 Prozent liegt.

Häufigkeit: Sehr häufig.

ZINK

Beschreibung: Zink arbeitet in Kombination mit anderen Mikronährstoffen und unterstützt wichtige Enzymfunktionen für die Chlorophyllsynthese. Fehlt Zink, sind viele lebenswichtige Funktionen gestört. Es wird in relativ hohen Mengen gebraucht, daher kommt es sehr häufig zu Zinkmangel.

Mangel: Weil Zink eine wichtige Aufgabe für die Chlorophyllsynthese erfüllt, zeigt sich ein Mangel in erster Linie an jungen, hellgrün werdenden Blättern. Nachdem die Blätter hellgrün geworden sind, entsteht eine Chlorose zwischen den Adern der jungen Blätter. Zugleich ist das Wachstum der gesamten Pflanze stark gehemmt, weil nicht mehr ausreichend Energie für die Entwicklung neuer Biomasse aufgebracht werden kann. Die darauf folgenden

Symptome sind relativ eindeutig. Heranwachsende Blätter entwickeln sich nicht vollständig. Sie bleiben klein und deformiert.

Die Spitzen der Blätter weisen Nekrose auf, die sich später sogar über die Blattränder ausbreitet. In akuten Fällen verkrümmen sich die Blätter und vertrocknen. Besonders während der Blüte sollten solche Symptome schnell behandelt werden, weil es sich negativ auf den Ertrag auswirkt.

Zur Behandlung reicht es, den regulären Dünger für 5 Tage auszusetzen und diese Zeit einen Algendünger zu verwenden. Diese haben die nötigen Mikronährstoffe und decken den Bedarf. Innerhalb 1 Woche treten die ersten Besserungen ein. Befindet sich die Pflanze bereits in der Blüte, kann es auch hilfreich sein einen hydroponischen Mikronährstoffdünger (Multipräparat) über 2 Tage zu verabreichen. Die Besserung tritt dann bereits in den darauf folgenden Tagen ein. Hydroponische Mikronährstoffdünger sollten extrem vorsichtig dosiert werden. Aus Gründen der Vorsicht sollten solche Dünger nur in 1/3 der vorgegebenen Dosierung verwendet werden.

Überdosierung: Eine Überdosierung kann nur durch hydroponische Dünger verursacht werden. In solch einem Fall stirbt die Pflanze in sehr kurzer Zeit, weil Zink bei überhöhter Konzentration extrem toxisch wirkt. Nach Gabe eines Mikronährstoffdüngers mit Zink sollte auf Veränderung der Pflanze geachtet werden. Treten hängende Blätter oder spontane Nekrose auf, muss die Erde unverzüglich 10 Minuten lang unter fließendem Wasser durchgespült werden.

Häufigkeit: Sehr häufig.

08 | ERNTE UND WEITERVERARBEITUNG

8.1 BESCHNEIDEN DER BLÄTTER

Die erntereifen Pflanzen werden von allen Blättern befreit. Dazu eignen sich zwei Arten von Scheren hervorragend. Einmal feine Scheren für kleine Blätter und grobe Gartenscheren zum Abschneiden von Stielen und Ästen.

Die Pflanzen können aus dem Zuchtraum genommen oder direkt vor Ort beschnitten werden. Arbeiten Sie sich von grob nach fein durch. Fangen Sie mit den großen Blättern an und schneiden Sie sich bis zu den kleinen Blättern durch.

Beim ersten Durchgang werden alle Blätter bis zur Größe von etwa 4 Zentimeter abgeschnitten, kleinere Blätter werden vorerst dran gelassen. Vermeiden Sie den Kontakt mit den Blüten, um das noch feuchte Harz nicht versehentlich mit der Hand abzuwischen und dadurch Qualitätseinbussen zu haben. Nach dem Beschneiden der Blätter schneiden Sie den Stiel mit der groben Gartenschere unten ab und hängen die Pflanze dann zum Trocknen kopfüber auf ein Seil.

8.2 AUFHÄNGEN UND TROCKNEN

Am besten hängen Sie die Pflanze zwischen einem Ast und dem Hauptstamm an einem durch den Trocknungsraum aufgehängten Seil auf. Sollte die Pflanze zu groß sein, wird sie einfach geteilt. Der Raum, der für die Trocknung hervorgesehen ist, kann natürlich auch der Zuchtraum sein. Zu beachten ist, dass der Raum eine Temperatur von etwa 24 Grad Celsius hat und dunkel ist. Gute Belüftung und Ventilation sind absolut notwendig. Die optimale Luftfeuchtigkeit liegt bei 40 bis 50 Prozent. Die Pflanzen benötigen im Regelfall 5 bis 10 Tage zum Trocknen.

Die Pflanzen bleiben solange aufgehängt, bis sie sich trocken anfühlen und sich die verbliebenen, kleinen Blätter einfach abknicken lassen. Der Stiel sollte noch etwas Restfeuchtigkeit haben, also nicht knackend zerbrechen. Wenn die Pflanzen getrocknet sind, werden sie vorsichtig vom Seil genommen und auf einen sauberen Tisch oder Zeitungspapier gelegt.

8.3 NACHBEARBEITUNG

Entfernen Sie die restlichen kleinen Blätter mit den Fingern oder mit einer feinen Schere. Nun sind die Blüten bereit für die letzten Bearbeitungsstufen. Die anfallenden Blätter sollten Sie sammeln, weil sich aus ihnen Haschisch herstellen lässt.

Die nun beinahe vollständig getrockneten und entblätterten Äste werden soweit beschnitten, dass nur noch Blüten am Stängel sind. Falls keine Fermentierung gewünscht ist, sollte das nun fertige Cannabis etwa 5 Tage in Zeitungspapier eingerollt sein. Täglich für 30 Minuten zum Durchlüften öffnen, sonst direkt mit Fermentierung fortfahren. Das Einrollen in Zeitungspapier dient zur schonenden Austrocknung von der restlichen Feuchtigkeit.

Zusätzlich empfiehlt es sich, größere Blüten über Nacht zu pressen, damit sie eine feste Konsistenz haben und später beim Lagern nicht viel Platz verbrauchen. Das erreichen Sie, wenn Sie die Blüten in einem offenen Zippbeutel verpacken und über Nacht unter einen Stapel Bücher legen. Dieses Verfahren können Sie sowohl vor dem Trocknen in Zeitungspapier, als auch vor der Fermentierung anwenden.

8.4 FERMENTIERUNG

Im vorherigem Schritt haben wir etwas Restfeuchtigkeit übrig gelassen, die einem wichtigen Zweck dient. In den noch »lebenden« Blüten befinden sich Fermentierungsenzyme, die noch aktiv sind. Die Blüten enthalten Chlorophyll, das ihnen die grüne Farbe verleiht.

Beim Rauchen schmeckt Chlorophyll jedoch unangenehm. Um diesen Geschmack zu entfernen, müssen wir die Enzyme dazu anregen, das Chlorophyll abzubauen. Die Fermentierung dient ausschließlich der Geschmacksverbesserung.

Frisch geerntetes Cannabis hat eine saftig grüne Farbe. Diese Farbe weist bei Cannabis, das auf dem Schwarzmarkt erhältlich ist, auf niedrige Bearbeitungsqualität hin. In der Regel verzichten kommerzielle Züchter wegen dem strafrechtlichen Risiko und aus Kostengründen auf eine gute Weiterverarbeitung. Um hochqualitatives Cannabis zu erhalten, ist eine Fermentierungszeit von 4 Wochen und länger erforderlich.

Der Status der Fermentierung ist mit bloßem Auge erkennbar. Die Skala verläuft von grün bis hellgrün. Die Farbe hat aber auch mit der Harzfarbe zu tun.

Das Verfahren ist denkbar einfach. Das fertige Cannabis wird in ein großes Einmachglas gelegt, luftdicht verschlossen, an einen absolut dunklen Ort gestellt (beispielsweise in einen Schrank) und bei etwa 25 Grad Celsius gelagert. In den ersten 2 Wochen wird das Glas täglich für 15 bis 20 Minuten geöffnet und wieder verschlossen, damit die Feuchtigkeit entweichen kann. Sie sollten in den ersten Tagen darauf achten, dass sich kein Schimmel oder Kondenswasser bildet, was bei relativ trockenen Blüten aber selten der Fall ist. Nach etwa 2 weiteren Wochen ist die Farbe der Blüten bereits stark hellgrün. Dieses Verfahren können Sie nun 2 weitere Wochen fortführen. Dabei sollte das Glas nur noch für etwa 5 Minuten täglich geöffnet werden. Nach etwa 4 bis 6 Wochen Fermentierung ist die höchstmögliche Qualität erreicht.

Bewahren Sie das endgültig fertige Cannabis entweder weiterhin an einem dunklen Ort in den Gläsern auf, was den Geschmack noch weiter verbessert, oder lagern Sie es in luftdichten Zippplastikbeuteln.

8.4.1 LAGERUNG

Die Lagerung ist sowohl von getrocknetem als von fermentiertem Cannabis gleich. Es sollte bei einer optimalen Temperatur von etwa 20 Grad Celsius in einer verschließbaren Glasflasche oder in einem Zippbeutel gelagert werden.

Der Aufbewahrungsort sollte stets dunkel sein, weil Licht die Wirkstoffe zerstört. Auf diese Weise ist das Cannabis problemlos ein halbes Jahr nahezu ohne Qualitätsverlust lagerfähig. Sollte die geerntete Menge länger als ein halbes Jahr reichen, empfiehlt es sich, das Cannabis im Gefrierfach zu lagern. Zuvor sollten Sie jedoch unbedingt sicherstellen, dass sich absolut keine Feuchtigkeit mehr im Kraut befindet.

8.5 HERSTELLUNG VON HASCHISCH

Haschisch ist die braun-schwarze Masse, die aus Harzdrüsen der Cannabispflanze mittels feiner Siebung gewonnen wird. Es besteht aus unzähligen kleiner Drüsen, die durch die Bearbeitung von den Blüten und Blättern abfallen und aufgefangen werden. Beim Pressen der gewonnenen Masse entsteht die bekannte feste Form. Beim Erhitzen wird das Haschisch sofort wieder weich. Es ist in der Wirkung wesentlich stärker als gewöhnliches Marihuana. Beispielsweise ergeben 10 Gramm Marihuana nur etwa 1,2 Gramm Haschisch. Als Ausgangsmaterial eignet sich klein gemahlenes Marihuana oder zerkleinertes Blattmaterial, das beim Entblättern der Pflanze im zweitem Durchgang anfällt.

Im Gegensatz zur Weiterverarbeitung der tonnenschweren Ernten in den Hauptanbaugebieten Marokko und Indien ist die Gewinnung des begehrten Harzes für uns Homegrower nicht so aufwendig. Es gibt mehrere gut funktionierende Methoden, um das Haschisch schnell und kostengünstig ohne teure Anschaffungen herzustellen.

Bei der Ersten handelt es sich um einen so genannten »Hand Hash Maker«, ein PVC-Rohr mit einem innen durchlaufendem Spezialsieb. Füllen Sie das Rohr über die obere Öffnung mit Ihrem Ausgangsmaterial. Verschließen Sie das gefüllte Rohr und legen Sie es für etwa eine Stunde ins Tiefkühlfach. Anschließend schütteln Sie das Rohr etwa 5 Minuten und öffnen dann den unteren Verschluss. Nun ist eine hellgrüne Schicht Harzdrüsen sichtbar. Diese sammeln Sie mit dem Finger auf, drücken sie zwischen den Fingern zu einer kleinen Kugel und lassen sie etwa 10 Minuten liegen. Jetzt ist das Haschisch rauchfertig.

Die zweite Methode ist wesentlich aufwändiger und die Materialien müssen oft aus dem Ausland bestellt werden. Dabei handelt es sich um so genannte »Bubble Bags«, die für wesentlich größere Erntemengen (50 bis 800 Gramm) verwendet werden. Dabei wird das frische Ausgangsmaterial (Blüten und kleine Blätter) in einen Beutel gelegt, der darunter mehrere weiterer Siebe hat. Nach einem bestimmten Verfahren werden die Harzdrüsen mit Hilfe von Kälte und Wasser vom Pflanzenmaterial getrennt und in den unteren Sieben aufgefangen. In dem unteren Sieb sammelt sich das Harz und kann herausgenommen werden. Dieses Verfahren kostet wesentlich mehr als ein »Hand Hash Maker« und ist nur für größere Ernten wirklich lohnend. Die Qualität ist allerdings erstklassig. Erhältlich sind »Bubble Bags« in guten Growshops oder beim Hersteller (www.bubblebag.com).

→ TIPP Das fertige Haschisch auf Aluminiumfolie 2 bis 3 Minuten im Backofen bei 110 Grad Celsius erhitzen und anschließend pressen.

8.6 HERSTELLUNG VON CANNABISÖL – STANDARD-EXTRAKTION

Cannabisöl ist ein Extrakt aus Cannabisblüten oder Haschisch, der den konzentriertesten und stärksten THC-Gehalt aufweist. Nicht selten liegt der THC-Gehalt von Cannabisöl bei 70 Prozent und mehr. Ein einziger Tropfen geraucht, wirkt wie ein ganzer Joint. Die Herstellung dieses hochpotenten Öls ist recht einfach. Es sind aber einige Sicherheitsvorkehrungen unbedingt zu treffen, da mit leicht entflammbaren Substanzen gearbeitet wird.

BENÖTIGTES MATERIAL UND ZUBEHÖR

- 500 Milliliter Isopropanol-2, 99 Prozent (leichtentzündlich!)
- 1 Einmachglas mit Gummiverschluss (500 bis 600 Milliliter)
- 1 Küchensieb.
- große Kaffeefilter oder Faltenfilter aus dem Laborbedarf
- 2 Auffanggefäße aus Glas (mindestens 600 Milliliter Volumen)
- 1 Verdampfungsgefäß für 600 Milliliter Volumen (Suppenteller)
- 1 kleine Braunglas- oder Plastikflasche mit weitem Hals aus der Apotheke
- Aluminiumfolie

WICHTIGER HINWEIS
Da bei der Gewinnung von Cannabisöl in einigen Schritten alkoholische Dämpfe auftreten, muss ein schneller und reibungsloser Ablauf des Verfahrens gewährleistet sein. Aus diesem Grunde müssen Sie, bevor Sie mit dem Herstellungsverfahren beginnen, dieses Kapitel unbedingt erst vollständig durchlesen.

Die Extraktion funktioniert, indem Cannabisblüten oder Haschisch mit reinem Isopropanol-2 in einem Gefäß übergossen werden. Das enthaltene THC löst sich. Diese Lösung enthält neben THC weitere Stoffe, unter anderem den Farbstoff Chlorophyll und alle alkohollöslichen Bestandteile des Ausgangsmaterials.

Nach 24 Stunden wird der Inhalt erstmals durch vorsichtiges Schütteln umgerührt. Nach etwa 7 Tagen ist die Extraktion im ersten Schritt fertig. Nun wird der gesamte Inhalt durch ein Sieb und anschließend durch einen Kaffee- oder Faltenfilter gereinigt. Die reine, grünliche Flüssigkeit wird jetzt in ein flaches Verdampfungsgefäß gegossen und im Freien an einem schattigen Standort aufgestellt. Das Verdampfen des Alkohols dauert je nach Außentemperatur 3 Stunden (temperiert) bis mehrere Tagen. Dabei sollte zu keinem Zeitpunkt Sonnenlicht auf die Lösung fallen. In den Wintermonaten ist die Verdampfung aufgrund der Außentemperaturen nicht möglich, daher muss eine Elektrokochplatte oder elektrischer Kochtopf verwendet werden. Die Temperatur der Lösung sollte von einem externen Thermometer zu jedem Zeitpunkt überwacht werden und darf 35 Grad Celsius nicht übersteigen. Bei der elektrischen Erwärmung darf das Verdampfungsgefäß nie in direktem Kontakt mit der Heizplatte stehen, sondern muss durch Wasserdampf erhitzt werden. Das sorgt für eine möglichst stabile Temperatur und verhindert die Entstehung von »hot spots«, die zum Entflammen des Alkohols oder Verdampfung von Wirkstoffen führen können. Die Elektroplatte sollte auf möglichst niedriger Stufe betrieben werden.

WARNUNG Das Verdampfung des Alkohols muss ausschließlich im Freien durchgeführt werden! In Innenräumen würde ein einziger Funke des Alkoholdampf-Luft-Gemisches ausreichen, um eine heftige Explosion auszulösen. Außerdem besteht die Gefahr einer Alkoholvergiftung.

CHEMISCHER HINWEIS

Alternativ kann das Verfahren mit dem Auszugsmittel Petrolether 40/60 durchgeführt werden. Aufgrund der erhöhten Unfallgefahr wird dieses Auszugsmittel nur für Chemiekundige empfohlen, da es gesundheitsschädigend und explosiv ist. Zudem darf das Auszugsmittel ausschließlich in reinster Form vorliegen. Geruchsstoffe und Schwerbenzinanteile dürfen nicht vorhanden sein, da diese sich in der Lunge festsetzen können. Für einen Test sollte das Petrolether eine Menge von etwa 200 Milliliter verdampft werden. Bleiben bei einer niedrigen Verdampfungstemperatur (maximal 35 Grad Celsius) keinerlei Rückstände übrig, kann es verwendet werden.

Der Vorteil ist, dass durch dieses Lösungsmittel ausschließlich unpolare Bestandteile gelöst werden. Dadurch lässt sich ein hochreines Öl gewinnen. Zwecks optimaler Extraktion und Sicherheit sollte eine Soxhlet-Extraktion durchgeführt werden, was zudem die Gefahr des Einatmens von Benzindämpfen vermindert und die Qualität steigert.

SCHRITT 1 (VORBEREITUNG)

Nehmen Sie eine geeignete Menge Ausgangsmaterial, beispielsweise 30 Gramm Cannabiskraut. Dieses wird so fein es geht zerkleinert. Neben einer feinen Struktur muss es komplett trocken sein. Daher bleibt es für eine Weile liegen, bis keine Feuchtigkeit mit den Fingern fühlbar ist. Sie können das trockene Material auch tiefkühlen und anschließend in einem Mixer fein zerstäuben. Anschließend wird es auf Aluminiumfolie 5 Minuten bei 110 Grad Celsius im Backofen erhitzt.

SCHRITT 2 (AUSZUG)

Das zerkleinerte Cannabiskraut wird in ein verschließbares Glasgefäß mit einem Volumen von etwa 500 bis 600 Milliliter gelegt. Nun wird das Kraut mit Isopropanol-2 übergossen, bis es vollständig bedeckt ist. Das Gefäß wird verschlossen und in einen temperierten Raum mit einer Raumtemperatur von 20 bis 25 Grad Celsius gestellt.

Dort bleibt es für 7 Tage stehen, damit sich alle Inhaltsstoffe lösen können. Im Abstand von 24 Stunden sollte das Gefäß vorsichtig geschüttelt werden. Optional kann der Auszug bis zu 14 Tage dauern, dabei wird aber das gesamte Chlorophyll gelöst.

SCHRITT 3 (FILTERUNG)

Die Filtration kann bis zu 60 Minuten dauern.

Um die Alkoholverdampfung möglichst gering zu halten, stellen Sie das verschlossene Glas vor der Filterung für etwa 1 Stunden in den Kühlschrank. Dadurch kühlt sich der Alkohol ab und erzeugt keine stechenden Dämpfe beim Filtern.

Nehmen Sie dann ein grobes Sieb und legen es über das Auffanggefäß 1. Die gesättigte Lösung mit dem Ausgangsmaterial gießen Sie über das Sieb in das Auffanggefäß und lassen den Alkohol abtropfen. Die Lösung im Auffanggefäß 1 hat nun keine größeren Teilchen mehr und muss von den Kleinen gereinigt werden. Jetzt wird die Feinfilterung durchgeführt, indem die Lösung mittels Kaffee- oder Faltenfilter nochmals filtriert wird. Diese sind besonders fein und eignen sich hervorragend, um kleinste Rückstände von Pflanzenmaterial zu entfernen. Die grüne Lösung aus Auffanggefäß 1 wird hierzu über einen aufgestellten Filter (in einem Trichter) in das Auffanggefäß 2 gegossen. Die heraussickernde Flüssigkeit wird in Auffanggefäß 2 gesammelt und enthält keine Pflanzenpartikel (größer als die Filterporen).

HINWEIS

Bewahren Sie das Pflanzenmaterial im Einmachglas auf. Fügen Sie erneut Alkohol hinzu und wiederholen das gesamte Verfahren ab Schritt 2, während Sie mit Schritt 4 fortfahren. Mit zwei Durchgängen lassen sich beinahe alle Wirkstoffe vom Pflanzenmaterial trennen. Die Einweichdauer sollte etwa 3 Tage betragen.

SCHRITT 4 (VERDAMPFEN)

Dieser Vorgang kann 3 bis 6 Stunden dauern.

Stellen Sie ein breites Verdampfungsgefäß mit etwa 600 Milliliter Volumen (oder soviel wie die Lösung beträgt) außerhalb der Wohnräume (Garten, Balkon) auf. Der Ort darf nicht sonnig sein, sondern muss den gesamten Tag schattig sein. Gießen Sie die Lösung in das flache Verdampfungsgefäß. Lassen Sie das Gefäß mit der Lösung solange stehen, bis der gesamte Alkohol verdampft ist und nur eine dunkelgrüne, ölige Schicht übrig bleibt.

Diese wird nun mit Hilfe einer Rasierklinge von der Oberfläche des Gefäßes aufgesammelt und in eine kleine Aufbewahrungsflasche gefüllt.

In den Wintermonaten ist die Außentemperatur zu kalt, damit der Alkohol verdampfen kann. Aus diesem Grund erfolgt die Verdampfung mit Hilfe einer elektrischen Kochplatte oder eines elektrischen Kochtopfs. Füllen Sie einen Topf zur Hälfte mit Wasser und stellen Sie das Verdampfungsgefäß (Suppenteller) auf die Topföffnung. Der Teller muss folglich breiter sein als der Topf.

Schalten Sie die Heizplatte, beziehungsweise den elektrischen Kochtopf, auf der niedrigsten Stufe ein. Die aufsteigende Wärme des Wasserdampfes erwärmt den Teller und bringt den Alkohol zum Verdampfen.

Natürlich ist auch diese Methode in den Wintermonaten nicht praktikabel, da der gesamte Vorgang im Freien stattfinden muss.

HINWEIS

Stellen Sie kleine Mengen Öl her, kann es sich empfehlen, die noch flüssige Lösung am Ende einer Verdampfung in ein kleines Verdampfungsgefäß zu überführen und darin die restliche Verdampfung durchzuführen. Das hat den entscheidenden Vorteil, dass nur wenig Öl am Teller kleben bleibt. Das Öl erhärtet bei Zimmertemperatur und ist bei geringen Mengen nur schwer löslich.

→ TIPP

Um zähflüssiges Öl zu vermeiden, sollten Sie in das Fläschchen ein wenig trinkbares Ethanol 70–90 Prozent (aus der Apotheke) hinzufügen. Notfalls eignet sich auch Wodka. Etwa 10 Tropfen reichen für etwa 5 Milliliter Öl aus. Falls das Öl in der Flasche während der Herstellung bereits abgekühlt und erhärtet ist, lässt es sich binnen 3 bis 4 Minuten bei 80 Grad Celsius im Backofen erneut verflüssigen. Geben Sie einige Tropfen Alkohol in die Flasche und verrühren Sie den Inhalt mit einer kleinen Nadel, damit sich das Öl und der Alkohol gut vermischen. Beim Abkühlen wird das Öl dann nicht mehr die zähe Form annehmen. Es ist leichter aus der Flasche zu entnehmen und zu dosieren.

SCHRITT 5 (AUFBEWAHRUNG)

Das Cannabisöl muss nun auf jeden Fall dunkel und kühl gelagert werden (Beispiel Kühlschrank), weil die Inhaltsstoffe sonst durch Licht, Luft und Wärme zerstört beziehungsweise oxidiert werden.

SCHRITT 6 (KONSUM)

Cannabisöl kann geraucht werden, indem es auf die Innenseite von Zigaretten-papier geschmiert wird. In der Regel sind etwa 1 Tropfen ausreichend. Daraus wird dann eine Zigarette gedreht und geraucht. Eine zweite Methode ist es, das Öl auf eine filterlose Zigarette zu schmieren und diese dann zu rauchen. Bei beiden Methoden wird das Öl durch die Glut soweit erhitzt, bis die psychoaktiven Bestandteile verdampfen. Der eingeatmete Rauch beinhaltet die Inhaltsstoffe des Öls. Besonders gut geeignet sind auch Vaporisatoren.

8.6.1 TIPPS FÜR DIE MEDIZINISCHE VERWENDUNG

Aus Cannabisöl lässt sich auf einfache Weise ein natürliches Schlafmittel herstellen. Zudem hat es die Wirksamkeit als Muskelrelaxant und ist schmerzstillend.

Stellen Sie das geöffnete Fläschchen mit dem Öl in den Backofen. Erwärmen Sie den Inhalt zunächst 20 Minuten lang bei 110 Grad Celsius. Erhöhen Sie die Temperatur anschließend auf 150 Grad Celsius und lassen Sie das Öl weitere 10 Minuten erhitzt. Nach 15 Minuten ist ein großer Bestandteil der ursprünglich psychoaktiven Wirkstoffe in CBN umgewandelt. Nachdem Sie das Fläschchen mit dem flüssigen Öl aus dem Ofen genommen haben, geben Sie etwa 5 bis 10 Tropfen trinkbaren Ethanol (aus der Apotheke) hinzu. Das ist notwendig, damit das Öl nach dem Abkühlen seinen flüssigen Zustand behält und nicht dickflüssig wird.

Das gebrauchsfertige Öl wird ***inhaliert*** – geraucht oder im Vaporisator verdampft. Eine Dosis von etwa weniger als 1 Tropfen wirkt stark einschläfernd, entspannend und schmerzstillend. Das Öl ist durch die Thermobehandlung wesentlich wirksamer. Es verursacht nicht die klassischen Rauschzustände, da es wesentlich geringere Mengen THC enthält und stattdessen das Oxidationsprodukt CBN in Synergie mit THC-Resten.

Bei ***oraler Anwendung*** in einer Kapsel muss ***besonders*** vorsichtig dosiert werden. Die wirksame Dosis liegt je nach Geschlecht, Toleranz und Körpergewicht bei 2,5 bis 10 Milligramm. Dies entspricht etwa 150 Dosiseinheiten in einem Gramm Öl.

Die geringe Dosis ist darauf zurückzuführen, dass der oral eingenommene Wirkstoff etwa 4 Mal wirksamer ist als in gerauchter oder verdampfter Form anders verstoffwechselt wird. Daher ist bei oraler Einnahme besondere Vorsicht geboten. Eine einigermaßen sichere Methode zur Dosierung solch geringer Mengen lässt sich mit Hilfe einer Stecknadel vornehmen, indem der Kopf in das Öl eingetaucht wird. Der dabei am Kopf klebende Bestandteil wird in eine leere Kapsel (aus der Apotheke) geschmiert und mit der Kapsel geschluckt. Sollte diese Dosis nicht ausreichen, kann etwa 3 bis 4 Stunden später die doppelte Menge eingenommen werden. Dieses Verfahren muss wiederholt werden, bis die gewünschte Wirkung beziehungsweise Dosis erreicht und gefunden ist.

Bei richtiger Dosierung stellt sich eine schmerzstillende und beruhigende Wirkung ein, die über den gesamten Körper ausbreitet. Kurze Zeit später tritt Müdigkeit und ein starkes Schlafbedürfnis auf.

NEBENWIRKUNGEN

Eine starke Überdosierung kann im schlimmsten Fall Nebenwirkungen wie Herzrasen, Atemnot und Halluzinationen (Sinnestäuschungen) bewirken (Symptome von THC Überdosis).

Zudem ist das Öl ein Naturprodukt und unterliegt aus diesem Grunde natürlichen Schwankungen.

Die Wirkstoffkonzentration des Öls hängt von dem Ausgangsmaterial und der sorgfältigen Verarbeitung ab. Bei weniger qualitativem Öl kann daher eine höhere Menge notwendig sein, als bei hochwertigem Öl.

8.6.2 HERSTELLUNG VON CANNABISÖL – BUTANGAS-EXTRAKTION

Viele Hobbychemiker haben Verfahren zur Herstellung von Cannabisöl über die Jahre kontinuierlich optimiert. Das neueste Verfahren ist die Butanga Extraktion, die bereits mehrfach getestet ist und eine sehr hohe Qualität erzeugt. Das Verfahren dauert im Gegensatz zum Standardverfahren nur 30 Minuten und ist damit in der Herstellung schneller, aber auch gefährlicher. Das Funktionsprinzip ist, dass trockenes, gemahlenes Cannabis in einen speziellen Extraktor gesteckt wird und mittels flüssigem, unter hohem Druck stehendem Butangas (Feuerzeug Gas) extrahiert wird.

Als dieses Verfahren noch in Anfängen steckte, kursierten etliche lebensgefährliche Anleitungen. Butangas ist ein hochexplosives Gas, das bei Inhalation zu starkem Sauerstoffmangel im Gehirn und zu sofortigem Bewusstseinsverlust führt. Es besitzt einen charakteristischen, schwachen Geruch.

Vor dem Hintergrund dieser Tatsachen haben einige Firmen diverse Alternativen entwickelt, die relativ sicher in der Handhabung sind. Eine dieser Alternativen ist der so genannte »Honey Bee Extractor«. Das Verfahren basiert weiterhin auf Butangas. Allerdings sind diese Extraktoren in der Handhabung sicherer und aus speziellen Materialien gefertigt. Der Hersteller verspricht eine besonders hohe Sicherheit und behauptet, dass das Material aus speziellem Weltraumplastik hergestellt wird, das statische Aufladungen verhindert. Allerdings berichten viele Anwender, dass das Gerät nach etwa 20 bis 25 Extraktionen nicht mehr genutzt werden sollte, da das Plastik dann mikrofeine Risse aufweist. Angesichts des recht geringen Preises dieser Extraktoren (im Vergleich zu Lösungsmittelextraktionen) ist die relativ geringe Lebensdauer nicht problematisch. Dieses Verfahren ist für alle äußerst empfehlenswert, die mit möglichst geringem Aufwand hochwertiges Cannabisöl herstellen möchten. Es sollte allerdings wegen der Gasfreisetzung nur an windigen Orten durchgeführt werden. Das Tragen einer dicken Jacke (Splitterschutz), einer Schutzbrille und dicken Arbeitshandschuhen wird dringend empfohlen.

Der »Honey Bee Extractor« ist inklusive genauer Bedienungsanleitung in guten Growshops oder über das Internet direkt beim Hersteller (http://www.buzznn.com) erhältlich.

8.7 HERSTELLUNG VON CANNABISBUTTER

Cannabisbutter ist der Grundstoff für die Herstellung von psychoaktivem Gebäck. Es wird aus Cannabiskraut und Butter hergestellt, indem es gemeinsam in einem Topf mit Wasser während einer Dauer von 10 bis 12 Stunden erhitzt wird. Während des Kochprozesses werden die lipidlöslichen psychoaktiven Cannabinoide des Cannabiskrautes in der Butter gelöst. Mit einem mittelgrobem Sieb wird anschließend das Kraut von dem Wasser-Öl-Gemisch entfernt.

Das Gemisch wird in ein offenes Gefäß gegossen und in einen Kühlschrank gestellt. Nach etwa 4 Stunden ist die oben schwimmende Butter fest und lässt sich von der Wasserschicht lösen. Diese Butter enthält nun die psychoaktiven Wirkstoffe vom Cannabiskraut und lässt sich als Backzutat für Gebäck, unter anderem für Kekse, verarbeiten.

Nun wollen wir die Herstellung detailliert durchgehen. Es empfiehlt sich, das Verfahren vor Beginn vollständig zu lesen.

ZUBEHÖR FÜR DIE HERSTELLUNG VON CANNABISBUTTER

- 2 Kochtöpfe à 6 Liter Volumen
- 1 Küchensieb
- 1 Schüssel für mindestens 3 Liter Inhalt
- 250 Gramm Butter
- 10 Gramm Marihuana (empfohlen 30 bis 50 Gramm)
- 1 Kochlöffel
- Kühlschrank und Herd am Herstellungsort

SCHRITT 1

Den Kochtopf mit etwa 3 Liter Wasser füllen und 250 Gramm Butter hinzugeben. Den Topf bei mittlerer Hitze erwärmen, bis sich die Butter verflüssigt. Währenddessen das zu verwendende Marihuana (oder zusätzlich auch Blattmaterial) zerkleinern (hacken). Dabei ist darauf zu achten, dass das verwendete Cannabiskraut absolut trocken ist. Das verwendungsfertige Kraut unter ständigem Rühren in den Topf geben.

SCHRITT 2

Die Hitze soweit erhöhen, dass das Wasser nicht kocht, sondern gut dampfend köchelt (Wassertemperatur 60 bis 70 Grad Celsius). Sollte der Wasserpegel sinken, frisches Wasser nachgießen. Das Gemisch stündlich mit einem Kochlöffel gut durchrühren, damit sich die Wirkstoffe lösen. Dieser Kochvorgang muss 10 bis 12 Stunden dauern. Dabei entsteht ein sehr intensiver Geruch. Eine gute Durchlüftung ist daher empfehlenswert.

SCHRITT 3

Nachdem 10 bis 12 Stunden ist das Gemisch fertig und wird das Cannabiskraut herausgesiebt, indem der gesamte Inhalt über einem Sieb in einen zweiten Topf gegossen wird. Nach dem Abtropfen und Auspressen des Cannabiskrauts, wird Inhalt des zweiten Topfes wieder auf den Herd gestellt und erneut erhitzt.

SCHRITT 4

Das Erhitzen dient dem Verdampfen des restlichen Wassers. Sobald nur noch 1 Liter Wasser im Topf übrig ist, diesen vom Herd nehmen und abkühlen lassen. Anschließend den Inhalt in eine Schüssel gießen und in einen Kühlschrank stellen, wo die Butter innerhalb von etwa 4 Stunden fest wird.

SCHRITT 5

Die erkaltete Butter schwimmt auf dem Wasser. Sie wird aus der Schüssel genommen und ist nun gebrauchsfertig. Alle psychoaktiven Wirkstoffe des Cannabiskrauts sind jetzt in der Butter enthalten, die sich unter anderem hervorragend zum Backen von »space cookies« eignet.

Beim Backen darf auf keinen Fall eine höhere Temperatur als 160 Grad Celsius verwendet werden, da sonst die Wirkstoffe aussieden.

Oral eingenommenes THC wirkt bis zu 4 bis 6 Mal stärker als gerauchtes. Die Wirkung hält 5 bis 8 Stunden an, wobei die ersten Wirkungen etwa 1 bis 2 Stunden nach dem Konsum eintreten.

Obwohl es sich bei oralem Konsum meist »nur« um Gebäck handelt, muss es vorsichtig und in kleinen Mengen konsumiert werden. Selbstverständlich gehört dieses Gebäck nicht in die Hände von Kindern und ahnungslosen Erwachsenen!

DOSIERUNGSBEISPIEL

Angenommen für die Herstellung von 1 Kilo Gebäck werden 10 Gramm Cannabis verwendet. In diesem Fall beinhaltet 1 Kilo Gebäck 10 Gramm Cannabiswirkstoffe. Das heißt, 10 Gramm Gebäck enthalten die Wirkstoffe von etwa 0,1 Gramm Cannabis.

Die Wirkung dieser Menge entspricht etwa 0,5 Gramm gerauchtem Cannabis. Unerfahrene Personen sollten nur ein Drittel dieser Menge konsumieren.

Empfehlenswert ist außerdem, die gesamte Menge verteilt auf etwa 1 Stunde zu konsumieren und nicht auf einmal.

→ BÜCHERTIPP

Ralf Buck

»Das Hanfbackbuch von Meisterhand gebacken« (1998)

»Kochen und Backen mit Hanf« (2003)

8.8 HERSTELLUNG VON CANNABISTINKTUR

Cannabistinkturen werden schon seit Jahrhunderten in der Medizin verwendet. Die Wirkung ist sehr stark. Besonders sinnvoll ist eine Cannabistinktur für Menschen, die kein Cannabis rauchen können oder wollen, jedoch die medizinische Wirksamkeit benötigen. Ein kleiner Teelöffel reicht bereits aus, um eine bis zu 8 Stunden anhaltende Wirkung zu erzielen. Die Herstellung ist sehr einfach und für jeden problemlos durchführbar.

MATERIALIEN ZUR HERSTELLUNG EINER CANNABISTINKTUR

- 2 Einweckglas
- 1 Braunglasflasche (100 Milliliter Volumen)
- 1 Küchensieb (Plastik)
- Trinkalkohol zwischen 50 bis 70 Prozent Vol. (Absinth, Schnaps, Weinbrand oder reinen, trinkbaren Ethanol 70 Prozent aus der Apotheke)
- 1 Trichter mit Kaffeefilter oder Faltenfilter
- 25 Gramm Marihuana

SCHRITT 1

Das trockene, stängellose Marihuana sehr fein im Küchenmixer zermahlen und in das Einweckglas geben. Das Zermahlen ist wesentlich einfacher, wenn das Material vorher einige Stunden tiefgekühlt wird, da es dann sehr brüchig ist. Das Marihuana im geöffneten Einweckglas für 5 Minuten bei 110 Grad Celsius im Backofen erhitzen, danach herausnehmen, abkühlen lassen und anschließend mit Alkohol übergießen.

Das Einweckglas verschließen und 10 Tage an einem dunklen Ort (im Küchenschrank) stehen lassen. Das Gemisch täglich leicht schütteln. Lagertemperatur etwa 25 Grad Celsius.

SCHRITT 2

Die Lösung mit dem Kraut aus dem Einweckglas über einem zweiten Einweckglas durch ein Küchensieb filtern. Eine zweite Filterung mit einem Falten- oder Kaffeefilter ist empfehlenswert. Danach einen Trichter in die Braunglasflasche legen und die Flüssigkeit aus Einweckglas 2 über den Trichter in die Braunglasflasche füllen.

SCHRITT 3

Die Braunglasflasche sollte bis zur 100-Milliliter-Marke gefüllt sein. Ziel ist es, aus dem verwendeten Material genau 100 Milliliter Cannabistinktur zu gewinnen, damit eine genaue Dosierung möglich ist.

Enthält die Flasche weniger als 100 Milliliter Tinktur, muss sie mit einem Gemisch aus 50 Prozent destilliertem Wasser und 50 Prozent des verwendeten Alkohols aufgefüllt werden.

Übersteigt die gewonnene Lösung 100 Milliliter, muss die überschüssige Menge in einem gut ventilierten Raum (Explosionsgefahr!) abgedampft werden. Der Verdampfungsvorgang kann auf einem breiten Teller stark beschleunigt werden.

Die Tinktur ist nun fertig. Vor Gebrauch immer kurz schütteln! Kühl und lichtgeschützt aufbewahren.

DOSIERUNG

Bei 100 Milliliter Lösung und 25 Gramm Marihuana erhalten wir eine Tinktur mit einem Verhältnis von 4:1. Das bedeutet 4 Milliliter Tinktur enthalten die Wirkstoffe aus 1 Gramm Marihuana.

Die verträgliche Dosis ist von Person zu Person unterschiedlich und abhängig von Bedürfnis sowie Dauer der Anwendung. Die Anfangsdosis sollte etwa 2 Tropfen betragen. Sensible oder unerfahrene Personen sollten bei den ersten Einnahmen nur 1 Tropfen verwenden, um Wirksamkeit und Reaktion zu überprüfen. Später kann die Dosis je nach Bedürfnis gesteigert werden.

Zur Dosierung muss eine Flasche mit Tropfeinsatz verwendet werden. Dies ist sehr präzise, da sich die Tropfen einzeln zählen lassen. Etwa 20 Tropfen entsprechen 1 Milliliter.

Der Wirkbeginn erfolgt nach etwa 2 bis 3 Stunden – daher mindestens 2 bis 3 Stunden vor Einnahme einer weiteren Dosis warten.

Die Einnahme erfolgt auf nüchternen Magen mit einem Teelöffel Speiseöl (zum Beispiel Sesamöl). Anschließend mit einem Glas Wasser nachspülen. Diese Kombination erzielt in kurzer Zeit die beste Wirkung.

WIRKSTOFFBERECHNUNG

Durchschnittliches Marihuana enthält etwa 120 Milligramm THC pro Gramm. Potentes Material enthält oftmals sogar 200 Milligramm THC pro Gramm. Das folgende Rechenbeispiel geht vom Durchschnitt aus.

Eine orale Dosis beträgt 2,5 bis 10 Milligramm THC (Dosiseinheiten beim Medikament »Marinol«). Folglich befinden sich in 100 Milliliter Tinktur zirka 3.000 Milligramm THC. Dies entspricht etwa 600 Dosiseinheiten à 5 Milligramm. 100 Milliliter entsprechen zirka 2.000 Tropfen. Daraus ergibt sich, dass jeder Tropfen zirka 1,5 Milligramm THC enthält.

Zur relativ genauen Dosierung Ihrer Tinktur benötigen Sie eine THC-Analyse von ihrem Cannabis, um einen möglichst genauen Wirkstoffgehalt pro Gramm ermitteln zu können.

8.9 THC-GEHALT – ANALYSEVERFAHREN

Im Verlauf dieses Buches haben wir verschiedene Techniken kennen gelernt, mit denen sich der Anbau optimieren, die Qualität verbessern und die Ertragsmenge steigern lassen. Jedoch haben wir bislang nichts über ein wissenschaftlich fundiertes Verfahren zur genauen Bestimmung des THC-Gehalts erfahren. Tatsächlich ist es bei Cannabis so, dass die eigentliche Qualität vielen Faktoren unterliegt. Einigen Züchtern sind das Aroma und ein angenehmer Geschmack im Rauch wichtig. Andere Züchter wiederum legen Wert auf die Wirkung und deren Eigenschaften (euphorisierend, betäubend). Langjährige Konsumenten wissen aus Erfahrung, dass nicht nur der THC-Gehalt entscheidend für die Qualität ist. Immerhin gibt es über 400 Inhaltsstoffe, die miteinander synergetisch arbeiten und das Gesamtbild der Wirkung bestimmen. Die Hauptwirkung des Highs ist jedoch auf hauptsächlich eine Substanz zurückzuführen: D-9 THC (Delta-9-TetraHydroCannabinol).

Interessant für den Züchter ist daher die Tatsache, dass einige Cannabissorten nachweislich 24 Prozent und mehr THC-Gehalt in den Blüten produzieren. So lässt sich bei der Samenzucht zwischen potenten und weniger potenten Pflanzen unterscheiden – der THC-Gehalt wird genetisch vererbt und durch gute Pflege ans biologische Maximum herangeführt. Für die medizinische Verwendung von Cannabis sind hingegen die enthaltenen Wirkstoffmengen interessanter.

Unabhängig vom individuellen Interesse am THC-Gehalt der angebauten Pflanzen und bei Laborpreisen von bis zu 300 Euro je Probe stellt eine selbst durchzuführende Analyse eine spannende und günstige Alternative dar – wenn auch nicht mit chromatographischer Präzision. Daher habe ich für dieses Buch ein Analyseverfahren entwickelt, das Sie mit wenig Kosten zu Hause selbst durchführen können.

ALLGEMEINE ERKLÄRUNG

Sie benötigen gut getrocknetes und pulverisiertes Cannabis.

Verwenden Sie ein Auszugsmittel, um die nicht-polaren Bestandteile (Öle) dem Pflanzenmaterial zu entziehen und sie darin zu lösen.

Verdampfen Sie das gesättigte Lösungsmittel in einer Schale.

Sobald das Lösungsmittel verdampft ist, wird die Schale mit dem Öl im Backofen erhitzt. Auf diese Weise isolieren Sie die niedrig siedenden, von den hoch siedenden Bestandteilen. Entnehmen Sie die Schale etwa 40 Minuten später aus dem Backofen und wiegen Sie das verbliebene Öl. Das Gewicht entspricht nun größtenteils dem hoch siedendem THC. Mit diesem Wert können Sie die ungefähre THC-Menge der Probe ermitteln.

Bei der Messung wird keine Differenzierung zwischen dem Hauptwirkstoff, den Isomeren und den anderen darin enthaltenen hochsiedenden Cannabinoiden und sonstigen unpolaren Verbindungen gemacht. Diese werden in der Berechnung pauschal mit zirka 80 Prozent Reinheit des Endproduktes verrechnet.

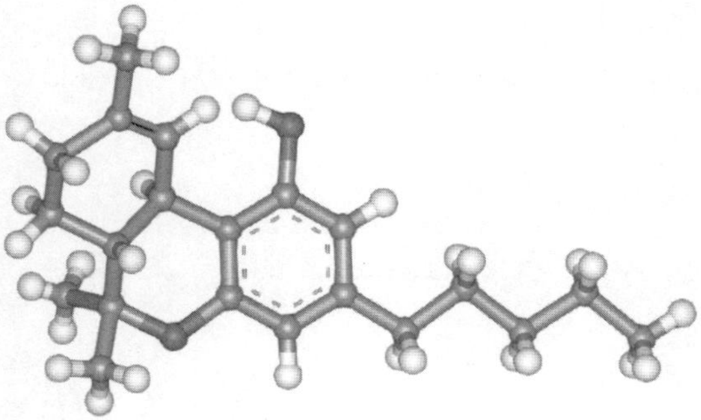

Tetrahydrocannabinol (C21H30O2)
© 2004 Erowid.org

BEISPIEL
Aus 10 Gramm Marihuana haben wir 1.000 Milligramm (1 Gramm) THC-Öl extrahiert.

Das Öl hat einem THC-Gehalt von zirka 80 Prozent. Folglich enthalten 1.000 Milligramm extrahiertes Cannabisöl zirka 800 Milligramm THC. Bei 10 Gramm Marihuana haben wir also einen THC-Gehalt von 8 Prozent.

FORMEL ZUR BERECHNUNG DES THC-GEHALTS
Milligramm Ölgewicht x 0,8 = Milligramm THC
Milligramm THC / 100 = Prozent THC-Gehalt

Nun gehen wir zum eigentlichen Verfahren über.

MATERIALIEN UND ZUBEHÖR FÜR DAS ANALYSEVERFAHREN NACH LIZERMANN

- 125 Milliliter Petrolether (reinstes) aus der Apotheke
- 11 Gramm Marihuana
- 1 Trichter
- 1 Laborglasflasche (Breithals, 500 Milliliter)
- 1 Verdampfungsschale
- Küchenmixer oder Mörser (zirka 7 Zentimeter)
- Tiefkühltruhe
- Digitalwaage mit mindestens 100 Milligramm-Einheiten (d = 0,1 Gramm)
- Watte ohne Zusatzstoffe (Augenwatte)
- Blatt Papier
- 1 Braunglasflasche (Enghals, Schraubverschluss, 100 bis 200 Milliliter)

Wichtig: Verwenden Sie ausschließlich Wundbenzin 40/60!

SCHRITT 1

Etwa 11 Gramm Marihuana abwiegen und alle Stiele entfernen. Das Marihuana auf ein Blatt Papier legen und es vollständig trocknen lassen.

Die Trocknung kann beschleunigt werden, indem das Papierblatt mit dem Marihuana auf eine Heizung gelegt wird. Nach wenigen Stunden sollte dieses dann vollständig getrocknet sein.

SCHRITT 2

Das Papierblatt mit dem trockenen Marihuana für etwa 2 Stunden in die Tiefkühltruhe legen.

SCHRITT 3

Das gefrorene Marihuana aus der Tiefkühltruhe nehmen und im Küchenmixer oder mit einem Mörser pulverfein zermahlen.

SCHRITT 4

Das pulverisierte Marihuana auf die Waage legen und genau 10 Gramm abwiegen.

SCHRITT 5

125 Milliliter Petrolether mit Hilfe des Trichters in die Laborglasflasche füllen. Unbedingt eine Schutzbrille oder einen ähnlichen Augenschutz tragen, da Spritzer die Augen schädigen können!

SCHRITT 6

Das pulverisierte Marihuana in die Flasche geben. Die Flasche verschließen, etwa 3 Minuten leicht schütteln und anschließend bei 25 bis 28 Grad Celsius ins Dunkle stellen. Die Flasche nach 1 Stunde für etwa 1 Sekunde öffnen, um möglichen Innendruck auszugleichen. Dann wieder fest verschließen und 2 Tage stehen lassen.

SCHRITT 7

Als Nächstes wird die Lösung gefiltert. Dabei unbedingt eine Schutzbrille tragen! Die Filterung kann etwas länger dauern. Um das Einatmen von Dämpfen zu vermeiden, ein Handtuch vor Mund und Nase tragen und den Vorgang draussen durchführen.

Den Trichter mit Watte auslegen und auf die Braunglasflasche stecken.

Die Benzinflasche kurz schütteln und 30 Minuten stehen lassen. Dann das Benzin langsam und vorsichtig in den Trichter gießen – die Lösung passiert die Watte und wird gefiltert.

Sobald das ganze Benzin überführt ist, die Laborflasche mit dem Hals auf den Trichter stellen und den Rest abtropfen lassen. Die Laborflasche an eine Wand oder ähnliches anlehnen. Zudem sollte die Braunglasflasche mit einem Buch oder einem ähnlichen Gegenstand fixiert werden, damit sie unter dem Gewicht der Laborflasche nicht wegrutscht beziehungsweise umkippt. Nach etwa 20 Minuten sollte das restliche Benzin vollständig abgetropft sein.

Zum Schluss die Watte mit der Kappe der Laborflasche leicht ausdrücken – nicht mit den Fingern (Verletzungsgefahr), um das restliche Benzin herauszupressen.

OPTIONALER FILTERSCHRITT FÜR CHEMIEKUNDIGE

Nach der Grobfilterung durch die Watte die Lösung in destilliertem Wasser (gleiche Menge wie die Lösung) waschen. Dadurch wird eine noch reinere

Benzinlösung erreicht. Das Wasser-Benzin-Gemisch in einer Trennscheide mischen und 6 Stunden stehen lassen. Das Wasser entsorgen und das Benzin wieder in das Braunglas füllen.

SCHRITT 8

Die leere Verdampfungsschale auf die Waage legen und das Gewicht notieren.

SCHRITT 9

Verdampfungsschale im Garten oder Balkon an einem schattigen Platz aufstellen und mit dem gesättigtem Benzin aus der Braunglasflasche befüllen.

Mit der Zeit verdampft das Benzin und wird solange nachgegossen, bis alles verdampft ist. Die Verdampfung ist von der Temperatur abhängig – sollte aber maximal 35 Grad Celsius betragen.

Die Dämpfe dürfen nicht in geschlossene Räume gelangen. Daher sollten alle Fenster und Türen sorgfältig verschlossen sein. Eine Verdampfung kann sogar im Winter durchgeführt werden. Bei niedrigen Temperaturen verdampft das Benzin jedoch wesentlich langsamer.

SCHRITT 10

Das gesamte Benzin ist verdampft. In der Schale sind nur noch die unpolaren Moleküle verblieben. Mittels Geruchtest (stechender Benzingeruch) wird nun sichergestellt, dass das gesamte Benzin verdampft ist. Die Konsistenz des Öls darf nicht flüssig sein. Sehr langsam fließendes, zähflüssiges Öl ist bereits ausreichend.

Die Schale in den Backofen auf die mittlere Schiene legen und den Ofen auf 100 Grad Celsius stellen. Nach etwa 25 Minuten die Temperatur für 10 weitere Minuten auf 130 Grad Celsius erhöhen. Anschließend die Schale vorsichtig aus dem Ofen nehmen – das Öl ist flüssig!

SCHRITT 11

Die Schale etwas abkühlen lassen und auf die Waage stellen. Das Gewicht ablesen und das Eigengewicht der Schale subtrahieren (siehe Schritt 8).

Das errechnete Gewicht ist die Wirkstoffmenge (Ölgewicht). Anschließend nach der bereits erläuterten Formel den THC-Gehalt berechnen.

Die Analyse ist beendet.

Die Probe in unserem Beispiel enthält zirka 14,4 Prozent THC.

HINWEIS

Das auf diese Weise gewonnene Cannabisöl ist für den Konsum geeignet, sollte jedoch vorsichtig dosiert werden, da es sehr stark konzentriert ist. Sicherheitshalber sollten Sie nochmals 100 Milliliter der verwendeten Petrolether-Sorte verdampfen. Sind nach diesem Vorgang keine Rückstände auf dem Verdampfungsgefäß nachweisbar, ist das Öl für den Konsum geeignet. Beim Konsum des isolierten Öls ist zu bedenken, dass das THC durch die Thermobehandlung teilweise zu CBN oxidiert ist und somit ein dumpfes High und Schläfrigkeit bewirkt.

09 | KONSUMMÖGLICHKEITEN UND GESUNDHEIT

Im Verlaufe dieses Buches wurden verschiedene Möglichkeiten der Weiterverarbeitung und Zubereitung der Cannabispflanze vorgestellt. Die Wirkung der Endprodukte ist beim Konsum häufig nicht so offensichtlich wie eventuell angenommen und kann durch bestimmte Einnahmeformen verstärkt werden. Es gibt beispielsweise Techniken, bei denen die Wirkstoffe in einem so genanntem Vaporisator (Englisch: Vaporizer) verdampft und ohne Rauch inhaliert werden. Dies ist besonders für kranke Menschen eine sinnvolle Alternative, um die Wirkstoffe der Cannabisblüten schnell und schonend in voller Potenz aufnehmen zu können. Die eher beliebteren Formen des (zumeist am Genuss orientierten) Konsums sind Joints, Bongs und Pfeifen sowie die orale Einnahme in Verbindung mit Lebensmitteln. Die Mehrzahl der regelmäßigen Konsumenten favorisieren eine Form der Einnahme, die vor allem schnell und bequem ist.

Viele Konsumenten wissen nicht, wie sich die maximale Wirkung erzielen lässt, ohne dabei große Mengen teerhaltigen Rauch einzuatmen. Aus diesem Grund wird in diesem Kapitel auch beschrieben, welche Vor- und / oder Nachteile mit den verschiedenen Konsummöglichkeiten verbunden sind. Ich hoffe damit, viele Vorurteile gegenüber der gesundheitsschädlichen Wirkung von Cannabis auflösen und interessante Alternativen für den Konsum vorstellen zu können.

9.1 JOINT

Am häufigsten wird Cannabis in Form von Joints geraucht. Ein Joint wird mit feinstem Zigarettenpapier in konischer Form gedreht und mit einem aus Pappe gerolltem Mundstück versehen. Die Rauchmischung besteht aus Cannabisblüten oder Hasch und einem Trägerstoff – meist Zigarettentabak.

Der Rauch wird direkt in die Lunge inhaliert. Vorteilhaft beim Joint ist die schnellste und effektivste Konsummöglichkeit. Aufgrund seiner Handlichkeit kann der Joint an (fast) jedem Ort vorbereitet und konsumiert werden. Ein großer Nachteil ist, dass für die Rauchmischung eines Joints immer Trägermaterial (beispielsweise Tabak) benötigt wird, damit er gut brennt. Damit liegt die Zahl der eingeatmeten Inhaltsstoffe bei über 4.500. Eine Studie aus England hat (angeblich) nachgewiesen, dass der eingeatmete Rauch eines Joints so schädlich wie 7 handelsübliche Zigaretten ist. Da im Joint kein Filter eingebaut wird, sollte diese Rauchform im Sinne der Gesundheit – wenn überhaupt – nur unterwegs praktiziert werden.

Der Trägerstoff kann frei gewählt werden. Als Alternative zum handelsüblichen Tabak sind in Head- oder Ethnoshops unter anderem Damiana, Knaster und andere Rauchkräuter erhältlich. So passt der süße Geschmack von Damiana viel besser zu Cannabis als Tabak.

Was viele auch häufig nicht wissen ist, dass Tabak die Wirkung des psychoaktiven Bestandteils von Cannabis (THC) reduziert. Alleine aufgrund dieser Tatsache sollten alternative Trägerstoffe statt Tabak verwendet werden.

9.2 BONG

Das favorisierte Rauchsystem für intensive Raucher ist die Bong. Die Bong wird mit Cannabis oder anderen Kräuter gestopft. Diese werden zunächst verbrannt. Der dabei entstehende Rauch wird abgekühlt und je nach Modell mehr oder minder gut gereinigt, bevor der Konsument ihn einatmet. Dadurch ist die Wirkung bei einer Bong sehr intensiv.

Das Funktionsprinzip der Bong ähnelt der orientalischen Wasserpfeife. Die Bong wird im unteren Bereich mit Wasser gefüllt. Das Wasser kühlt den aufsteigenden Rauch und reinigt ihn ein wenig. Über ein so genanntes Kickloch wird der dabei entstehende Unterdruck so ausgeglichen, dass der Rauch direkt hinauf in die Lunge strömt.

Die Bongs werden aus verschiedenen Materialien gefertigt. Neben in Schwarzlicht leuchtenden Acrylbongs gibt es zahlreiche Modelle aus Holz,

Glas und Metall. Das gesundheitliche Problem bei Acryl ist, dass es sich nach einiger Zeit im Wasser auflöst. Die gelösten Bestandteile gelangen in den Rauch und werden mit ihm inhaliert. Aus diesem Grund ist von Acrylbongs dringend abzuraten. Holzbongs haben oft ein Problem mit der Durchlässigkeit und sollten nach der Verwendung immer geleert und gereinigt werden. Glasbongs sind meiner Meinung nach die beste Lösung. Sie haben keine löslichen Bestandteile, sind durchsichtig und leicht zu reinigen. Eine spezielle Variante sind Eisbongs, die über dem Wasser mit Eis befüllt werden können, sodass der Rauch schneller abkühlt. Dieses Verfahren macht das Rauchen sehr angenehm und steigert das inhalierbare Volumen.

Die Vorteile sind offensichtlich. Durch die zusätzliche Abkühlung und Filterung des Rauches inhaliert der Konsument weniger Teer und andere Schadstoffe, als beim Rauchen eines Joints. Die Rückstände sind nach dem Konsum deutlich sichtbar. Das Bongwasser färbt sich gelb und setzt sich als gelber und später schwarzer, klebriger Belag an den Innenwänden ab. Es soll hier aber nicht der Eindruck entstehen, dass Bongs »gesund« wären. Der einzige Vorteil ist, dass ein Teil der Schadstoffe gefiltert wird und das Marihuana ohne Trägermaterial wie Tabak geraucht werden kann.

9.3 PFEIFE

Pfeifen sind schon seit langer Zeit ein Gebrauchswerkzeug zum Rauchen von Kräutern. Die einfache Weise wie verschiedene Kräuter in einer Pfeife geraucht werden, macht sie zum handlichen Instrument für unterwegs oder zu Hause. Der verbrannte Rauch wandert ohne Umwege direkt über das Mundstück in die Lunge. Es gibt unterschiedliche Pfeifenarten aus verschiedenen Materialien, beispielsweise Kawumms aus Glas, Schraubpfeifen aus Metall, klassische Holzpfeifen oder reine Edelstahlpfeifen zur besonders guten Kühlung des Rauchs. Nachteil dieser Rauchtechnik ist die besonders hohe Belastung der Lunge, da der Rauch ungefiltert inhaliert wird.

9.4 VAPORISATOR (VERDAMPFER)

Seit einigen Jahren gibt es auf dem Markt verschiedene elektrische Vaporisator. Es handelt sich hierbei um Geräte zum Verdampfen von Kräutern. Obwohl sich die Modelle teilweise erheblich unterscheiden, eignen sich alle zum rauchlosen Konsum. Die Funktionsweise ist einfach. Der Vaporisator wird mit Kräutern gefüllt. Je nach dem Siedepunkt der verwendeten Kräuter erhitzt das Gerät über einen Regler die Füllung. Die Siedetemperatur von THC beträgt 200 Grad Celsius. Die eingestellte Temperatur erhitzt das Marihuana, bis die Dämpfe aufsteigen und in einem speziellen Behältnis gesammelt werden. Inhaliert werden diese Dämpfe über einen angeschlossenen Schlauch oder einen Ballon. Durch die niedrige Temperatur verbrennt das Kraut nicht und entstehen keine Verbrennungsgase. Die Verdampfung ist hocheffizient. Es bleiben praktisch keine THC-Rückstände im Kraut. Durch die Reinheit der Dämpfe können diese besser aufgenommen werden. Selbst langjährige Cannabisraucher bestätigen, dass die Wirkung bei dieser Konsummethode intensiver ist als bei anderen Rauchmethoden.

Diese Methode hat den entscheidenden Vorteil, dass die Lunge nicht geschädigt wird und nur die reinen Wirkstoffe inhaliert werden. Die Preise für diese Geräte weisen erhebliche Unterschiede auf. So gibt es sehr günstige Varianten, die sich manuell mit einem Feuerzeug erhitzen lassen (Bubbles), aber schlecht funktionieren. Die in der oberen Preisklasse angesiedelten medizinischen Vaporisatoren ermöglichen eine genau Regulierung der Temperatur und kühlen den Dampf vor der Inhalation. Diese Methode ist im Vergleich zu allen Inhalationsformen die »gesündeste« und steht in der Wirkung den anderen Konsummöglichkeiten in nichts nach.

→ **TIPP** Cannabisöl lässt sich am besten in einem Vaporisator konsumieren.

9.5 ORALER KONSUM

Die orale Konsumform erlaubt sehr viele Variationsmöglichkeiten. Der Wirkbeginn, die Dauer und Intensität sind völlig unterschiedlich.

Die Wirkung ist meist 60 bis 120 Minuten nach der Einnahme spürbar – manchmal auch noch später. Die Wirkdauer ist von der Dosis abhängig. Je geringer die Dosis, desto kürzer die Wirkzeit und umgekehrt. Die Intensität ist dabei meist sehr hoch. Als Faustregel ist davon auszugehen, dass die oral eingenommene Menge etwa der drei- bis vierfachen Wirkung einer gerauchten Menge entspricht, dafür aber länger anhält. Gerauchtes Cannabis hat eine intensive Wirkzeit von etwa 1,5 Stunden, oral eingenommenes Cannabis mindestens 5 Stunden.

Da jeder Organismus unterschiedlich arbeitet, lassen sich genaue Dosierungsangaben kaum aufstellen. Manche Menschen verspüren eine Wirkung bei einer relativ geringen Mengen von 0,3 Gramm Cannabis, andere dagegen spüren nichts. Grundsätzlich sollte die Dosierung beim oralen Konsum mit einer kleinen Menge beginnen.

Haben Sie beispielsweise 10 Gramm Cannabis in 100 Gramm Butter gelöst und gekocht, müssen Sie demnach 10 Gramm Butter essen (oder in Nahrung verarbeiten), um die Wirkstoffe aus 1 Gramm Cannabis einzunehmen.

Die Wirkung wird oft begleitet von einem fließendem Körpergefühl, tiefer Entspannung und häufig auch von Sinnestäuschungen. Der eigene Körper wird sehr intensiv wahrgenommen. Dies gilt insbesondere für den Herzschlag und die Atmung, was für manche Personen beängstigend wirken kann.

9.6 CANNABISTINKTUR

Eine Cannabistinktur verursacht keine schädlichen Nebenwirkungen in Form von möglichen Lungenschäden oder krebserregendem Rauch. Diese Konsumform eignet sich besonders für die medizinische Anwendung hervorragend. Die Wirkdauer beträgt dosisabhängig 5 bis 8 Stunden, bei besonders hoher Dosierung verlängert sich die Wirkung. Eine Tinktur hat den Vorteil, dass sie präzise dosierbar ist.

Der Wirkbeginn setzt im Gegensatz zur oralen Einnahme mit Lebensmitteln rascher ein, weil die Wirkstoffe in Alkohol gelöst sind und dadurch die Absorptionsfähigkeit verbessern.

10 | QUELLEN

10.1 BEZUGSQUELLEN

Nachfolgend sind die Internet-Adressen (Links) zu einigen Samenproduzenten, Herstellern von Anbauzubehör sowie zu Hanfseiten aufgeführt. Weitere Links zu Growshops oder Samenlieferanten finden sich mit Hilfe von Internet-Suchmaschinen (unter anderem www.google.com) über die Eingabe der Suchbegriffe »Growshop« und »Hanfsamen«. Aus rechtlichen Gründen können hier keine Empfehlungen ausgesprochen werden – auch Hanfsamen unterliegen dem jeweils gültigen Betäubungsmittelgesetz.

BEZUGSQUELLEN FÜR HANFSAMEN:

Arche98	www.arche98.de
Cannabiogen	www.cannabiogen.com
Dutch Passion	www.dutch-passion.nl
Homegrown Fantaseeds	www.homegrown-fantaseeds.com
KC Brains	www.kcbrains.com
Mr. Nice	www.seedsdirect.to
Nirvana	www.nirvana-shop.com
Paradise Seeds	www.paradise-seeds.com
Sagarmatha Seeds	www.highestseeds.com
Sensi Seeds	www.sensiseeds.com
Serious Seeds	www.seriousseeds.com
Soma Seeds	www.somaseeds.nl
The British Columbia	
seed Company	www.thebcsc.com
The Sativa Seedbank	www.thesativaseedbank.com

HANF-COMMUNITIES UND ZEITSCHRIFTEN

Grow!	www.grow.de
Hanfblatt	www.hanf.de
Hanfjournal	www.hanfjournal.de
Overgrow – Int. Grow Community	www.overgrow.com

LEGALISIERUNG UND RECHT:

akzept e.V.	www.akzept.org
CannabisLegal	www.cannabislegal.de
DeutscherHanfverband(DHV)	www.hanfverband.de
ENCOD	www.encod.org
Grüne Hilfe	www.gruene-hilfe.de
Hanf Lobby	www.hanflobby.de
Hanf Parade	www.hanfparade.de
International Antiprohibitionist League	www.antiprohibitionist.org
Internationale Arbeitsgemeinschaft Cannabis als Medizin (IACM)	www.cannabis-med.org
Schweizer Hanf-koordination (SHK)	www.csc-shk.ch
Verein für Drogenpolitik (VfD)	www.drogenpolitik.org

BUCK, RALF

1998 Das Hanfbackbuch. Von Meisterhand gebacken. Göttingen, Verlag die Werkstatt.

2003 Kochen & Backen mit Hanf. Göttingen, Verlag die Werkstatt.

BUDAVARI, SUSAN UND MARYADALE J. O'NEIL, ANN SMITH, PATRICIA E. HECKELMAN, JOANNE F. KINNEARY

1996 Merck Index 12th Edition. CRC Press, Merck & Co.

CERVANTES, JORGE

2003 Marihuana drinnen. Solothurn, Nachtschatten Verlag.

CLARKE, ROBERT CONNELL

2002 Hanf – Botanik, Anbau, Vermehrung und Züchtung. Aarau, AT-Verlag.

GROTENHERMEN, FRANJO

2001 Cannabis und Cannabinoide. Bern, Verlag Hans Huber

2004 Hanf als Medizin. Aarau, AT-Verlag

NOVA-INSTITUT

2001 Cannabis als Heilmittel. Göttingen, Verlag die Werkstatt.

2003a Das kleine Hanf-Lexikon. Göttingen, Verlag die Werkstatt.

2003b Hanfsamen und Hanföl als Lebens- und Heilmittel. Göttingen, Verlag die Werkstatt.

RÄTSCH, CHRISTIAN

1998 Enzyklopädie der psychoaktiven Pflanzen. Aarau, AT-Verlag

1998 Hanf als Heilmittel. Aarau, AT-Verlag

SCHULDES, BERT MARCO

2003 Psychoaktive Pflanzen. Löhrbach, Werner Pieper's MedienXperimente.

SCHULTES RICHARD E. UND ALBERT HOFMANN

1998 Pflanzen der Götter. Aarau, AT-Verlag

STAFFORD, PETER

1982 Psychedelics Encyclopedia. Berkeley, Ronin Publishing

INTERNETQUELLEN

www.cannabislegal.de

www.erowid.org/plants/cannabis

www.grasgruen.de

www.hanfburg.de

www.newscientist.com/hottopics/marijuana

www.overgrow.com

www.sensiseeds.com

www.seriousseeds.com

11 | GLOSSAR

AKTIVKOHLE ist ein speziell gefertigtes Kohlenstoffmaterial mit einer großen Fähigkeit Substanzen in unterschiedlichen Aggregatzuständen zu adsorbieren. Dadurch eignet sich Aktivkohle als Filtermaterial für Luftfilter gegen den entstehenden Geruch beim Cannabisanbau.

BALDRIAN ist eine Pflanze. Aus der Wurzel gewonnener Saft (Baldrian-Extrakt) eignet sich als Blütestimulans für Pflanzen als Blattspray.

BESTÄUBUNG ist der Befruchtungsvorgang bei Pflanzen, wenn Pflanzenpollen auf die Narben treffen und diese befruchten.

BLAUTAFELN dienen zur Früherkennung von Thripsen.

CALYX ist die Bezeichnung für Blütenkelch. Bei Cannabispflanzen besteht dieser aus zwei von Harz bedeckten Blättern und zwei herauswachsenden weißen Fäden, den Narben.

CBD oder Cannabidiol ist die chemische Vorstufe zu THC.

CBN oder Cannabinol ist das Abbauprodukt von THC.

CHLOROPHYLL ist der grüne Pflanzenfarbstoff.

CO_2 ist ein unsichtbares und geruchloses Gas. Es ist in sehr geringer Menge in der Luft enthalten und von fundamentaler Bedeutung für den Pflanzenstoffwechsel. Bei hohen Konzentrationen kann es zu Bewusstlosigkeit führen. Durch Umweltverschmutzung erhöht sich die Konzentration dieses Gases und führt zur gefürchteten Klimaerwärmung.

COLA bezeichnet die Hauptblüte einer Cannabispflanze. Sie befindet sich an der Spitze weit oben.

COOL TUBE ist ein spezieller Glasaufsatz für Natriumdampflampen. Dieser wird mit einem Lüfter verbunden und saugt die heiße Luft aus dem Inneren der Cool Tube aus, welche von dem Leuchtmittel produziert wird. Dadurch kann der Abstand vom Leuchtmittel zu den Pflanzen verringert werden und eignet sich somit perfekt für den Anbau in einem Schrank.

D-9 THC ist der Hauptwirkstoff von Marihuana, der den berauschten Effekt verursacht.

DIÖZISCH ist die Bezeichnung für Pflanzen, welche zweihäusig sind. Jede Pflanze bildet nur ein Geschlecht aus.

DOLOMITKALK ist eine Kalkart die zur Pufferung der Erde gegen schwankende pH-Werte sehr gut geeignet ist. Sie versorgt zusätzlich die Pflanzen mit Kalzium und Magnesium.

DRAINAGE bezeichnet die Ableitung von Flüssigkeiten.

EC-MESSGERÄTE sind in der Lage die Leitfähigkeit einer flüssigen Lösung zu bestimmen. Dadurch kann man relativ genau messen, wie viel Salz im Wasser enthalten ist.

EC-WERT in der Erde gibt uns Auskunft, ob zu viele Salze in der Erde enthalten sind und ob eine Übersalzung droht. Dabei können Pflanzenschäden entstehen. Aus diesem Grund darf das Drainagewasser niemals einen höheren EC-Wert als 2,2 anzeigen.

ETHANOL ist die trinkbare Form von Alkohol. Es ist in allen Spirituosen enthalten und kann durch die Leber abgebaut werden. Zudem eignet es sich für Pflanzenextraktionen zum Herstellen von Tinkturen.

EXTRAKTION bezeichnet den Vorgang die Wirkstoffe aus einem Material zu entziehen.

F1-GENERATION ist die erste Nachfolgergeneration.

FARBSPEKTRUM bezeichnet Bereiche von Wellenlängen des Lichtes.

FASERHANF sind bestimmte Hanfarten und Sorten die zur Gewinnung von Fasern besonders gut geeignet sind. Diese enthalten bis zu 30 Prozent Faseranteil.

FERMENTATION ist der enzymatische Vorgang zum Abbau von Glucose und Pflanzenfarbstoffen.

FLORA bezeichnet den pflanzlichen Anteil im Ökosystem.

FUNGIZIDE sind Substanzen, welche die Eigenschaft besitzen Pilze und Pilzsporen abzutöten. Dadurch kann man Schimmelbildung vermeiden.

GÄRUNG ist der Vorgang unter anaerober Atmosphäre (ohne Sauerstoff) aus Glucose mit Hilfe von bestimmten Pilzstämmen (zum Beispiel Bierhefe) Ethanol zu produzieren. Als Abfallprodukt entsteht CO_2 Gas.

GEILWUCHS bezeichnet den Zustand besonders starken Längenwachstums aufgrund von Lichtmangel. Dabei kann die Pflanze einen zu dünnen Stiel entwickeln und abknicken.

GROW BOX ist eine Kiste die dazu geeignet ist kleine bis mittlere Pflanzen aufzuziehen.

GROW ROOM ist ein Raum der speziell für den Anbau von Cannabispflanzen designed wurde.

GROW SCHRANK ist eine Zuchtanlage in einem Schrank zum Anbauen von Cannabispflanzen.

HASCHISCH bezeichnet die schwarze Masse, die von abfallenden Harzdrüsen aus Cannabisblättern und Marihuana gewonnen wird.

HEPA FILTER dienen zum Filtern der Luft. Durch ihre extrem feine Struktur werden sogar kleinste Teilchen aus der Luft aufgefangen. Zusätzlich haben HEPA Filtergeräte häufig die Funktion Ozon zu produzieren, welches Gerüche bindet. Dadurch entsteht eine hochreine und geruchslose Luft.

HERMAPHRODIE ist die Ausbildung von männlichen und weiblichen Sexualmerkmalen (Blüten und Pollen) an der selben Pflanze.

HOT-SPOTS entstehen bei schlechten Reflektoren. Dadurch wird das meiste Licht an eine Stelle geleitet und die Ausleuchtung ist nicht gleichmäßig.

HYBRID ist eine Kreuzung zweier Arten.

HYDROPONIK bezeichnet den erdlosen Anbau. Die Pflanzen wachsen dabei in alternativen Substraten als Erde.

HYGROMETER ist ein Gerät zum Messen der Luftfeuchtigkeit.

INTERNODE ist die Stelle, wo die Blätterpaare entspringen.

ISOPROPANOL-2 ist eine weniger giftige Alkoholart zur sicheren Anwendung bei diversen chemischen Vorgängen wie Synthesen und Extraktionen. Bei Kontakt mit Augen und Schleimhaut reizend. Bei Inhalation betäubend. Daher stets Schutzbrille tragen und in gut ventilierten Räumen arbeiten. Leicht entflammbar.

KELVIN bezeichnet die Lichttemperatur, welche sich aus den Anteilen der einzelnen Farbspektren ergibt. Je kälter das Licht, desto höher die Kelvin Temperatur, je wärmer das Licht, desto niedriger.

KLON ist eine genetische Kopie eines lebenden Organismus.

LÖSCHKALK ist eine gut wasserlösliche Kalkzubereitung, welche auch nachträglich mit dem Gießwasser in die Erde gebracht werden kann. Dadurch ist auch eine nachträgliche pH Stabilisierung möglich.

LUMEN ist die Maßeinheit für abstrahlendes Licht.

LUX ist der Wert der Helligkeit per Quadratmeter. Lumen / Fläche = Lux.

MARIHUANA sind die Blüten von der Cannabispflanze.

METAL-HALOGEN ist ein spezielles Leuchtmittel, welches hauptsächlich Licht im Blaubereich emittiert.

MINERALDÜNGER sind konzentrierte Zusammensetzungen von unterschiedlichen Mineralen, die zum Düngen von Pflanzen geeignet sind.

NATRIUMDAMPFLAMPE ist eine Entladungslampe, die Licht in allen Lichtspektren emittiert. Diese eignen sich zum Anbau von Cannabis am meisten.

NEKROSE bezeichnet das braun-schwarz Werden und Absterben von Gewebe.

OUTDOOR ANBAU bezeichnet den Cannabisanbau in freier Natur oder Garten.

OXIDATION ist die Reaktion einer Substanz mit Sauerstoff. Dabei wird ein Sauerstoffatom der Substanz hinzugefügt. Das Gegenteil ist die Reduktion.

PERLITE ist ein weißes und körniges Vulkangestein. Es dient dazu die Erde aufzulockern und gibt den Wurzeln ständig Feuchtigkeit ab. Dadurch entsteht keine Staunässe in den Töpfen.

PETROLETHER ist die allgemeine Bezeichnung für niedrig siedende Benzinverbindungen. Petrolether wird in der Chemie aufgrund seiner guten Eigenschaften als Lösungsmittel verwendet. Bei Kontakt mit Augen, Haut oder Schleimhaut kann eine Reizung mit Blasen entstehen. Inhalation reizt stark die Atemwege. Beim verschlucken sofort Notruf, da Lebensgefahr besteht. Kann zudem Schwindelgefühl und Erbrechen bei längerer Exposition verursachen. Daher immer mit Schutzbrille und Handschuhen arbeiten. Sehr leicht entflammbar.

PH-WERT gibt Auskunft über den Säure- oder Baseanteil.

PHÄNOTYP ist das äußere Erscheinungsbild.

PHOTOSENSIBEL bezeichnet die Fähigkeit auf die Dauer der Beleuchtung zu reagieren und auf dieser Grundlage die Entwicklung zu steuern.
Bei Hanf reagiert die Pflanze bei 18-stündiger Beleuchtung mit Wachstum, bei 12-stündiger Beleuchtung stellt die Pflanze ihre Entwicklung auf die Blüte um.

PHOTOSYNTHESE ist der chemische Vorgang aus Licht, Luft und Nährstoffen Energie zu speichern.

PIKIEREN bedeutet auch umpflanzen in einen größeren Topf.

PK13/14 ist ein konzentrierter Phosphor- und Kaliumdünger, der für die Blüte häufig verwendet wird.

POLLEN sind die Überträger des genetischen Materials (Bei Cannabis von männlichen Pflanzen) zur Befruchtung der Narben.

POLLENKAPSELN werden von männlichen Cannabispflanzen entwickelt und enthalten große Mengen gelber Pollen.

PPM ist die Abkürzung für die Maßeinheit von parts per million.

PRIMORDIA ist die Bezeichnung für frühgeschlechtliche Merkmale.

REINERBIG ist eine Pflanze, wenn sie in sehr vielen Generation durch Inzucht ihre Genetik stabilisierte.

REPRODUKTIVE PHASE bezeichnet den Zustand der Blüte.

SCHÄDLINGE sind Insekten, Spinnentiere und Wirbellose, welche sich auf parasitäre Weise von einem Wirt ernähren und ihn somit schwächen.

SCHWARZER AFGHANE ist eine Haschischart.

SEA OF GREEN (SOG) ist eine Anbautechnik bei der viele Pflanzen auf kleiner Fläche wachsen.

SORTE ist eine auf bestimmte Eigenschaften gezüchtete Cannabisart.

SOXHLETH-VERFAHREN ist ein spezielles Verfahren für pflanzliche Extraktionen. Dabei läuft das Lösungsmittel mehrere Male durch das pflanzliche Material und sammelt im unteren Gefäß das Extrakt an. Anschließend verdampft das Lösungsmittel und läuft erneut hindurch. Dadurch erreicht man eine sehr schnelle und effiziente Extraktion.

SPOREN sind einzellige Keimzellen von Pilzen die sich im richtigen Klima vermehren und sich zu einem Mycel entwickeln.

STECKLING ist eine durch Klonieren hergestellte Pflanze mit Wurzeln.

STERIL bezeichnet den Zustand eines Materials ohne lebende Bakterien, Pilze und Viren.

STOMATA sind die Atmungsdrüsen von Pflanzen, über welchen Sauerstoff und CO_2 aufgenommen und abgegeben wird.

STRESS entsteht für Pflanzen, wenn sich plötzlich ihre Umgebung ändert oder wenn es keinen stabilen Tages- und Nachtrhythmus gibt.

TORFQUELLTOPF sind kleine, gepresste Torfplatten, welche bei Kontakt mit Wasser aufquellen. Sie eignen sich zur Keimung von Samen oder zum Bewurzeln von Stecklingen.

TRICHOM bezeichnet die Harzdrüsen.

UV-Licht ist das Spektrum im Bereich von ca. 280 bis 400 nm Strahlenlänge. Es kann Zellschäden verursachen und in längerer Exposition bei Menschen Hauttumore auslösen.

VAPORISATOR ist ein Gerät, welches zum Verdampfen von Kräutern und anderen Substanzen dient. Dabei werden großteils nur die Wirkstoffe verdampft und es entstehen keine krebserregenden Verbrennungsgase.

VEGETATIVE PHASE ist die Zeit, wenn sich Pflanzen im Wuchs befinden.

VERMICULIT ist ein Material zum Auflockern von Erde. Es besteht aus Aluminium-Eisen-Magnesium-Silikat.

VOLLDÜNGER beinhalten mindestens N-P-K (Stickstoff-Phosphor-Kalium) und enthalten oft noch zusätzliche Nährstoffe. Sie decken in der Regel alle Bedürfnisse einer Pflanze.

ZEITSCHALTUHREN sind Stromschalter, welche zu programmierten Zeiten den Strom an- oder ausschalten können. Dadurch ist es möglich den Pflanzen einen Tages- und Nachtrhythmus zu ermöglichen.